„So geht´s“:
CBD – Cannabidiol richtig anwenden

Alles Wissenswerte über CBD-/ Hanföl, -Tee,
-Tropfen, Cannabis und Cannabidiol
Ihr Naturheilkunde-Ratgeber

Von: **Lifestyle Community**

Originale Erstauflage

Druck/ Auslieferung: Amazon.com oder eine Tochtergesellschaft
Hinweis: Die Anwendung- und Umsetzung der in diesem Buch enthaltenen Informationen erfolgt ausdrücklich auf eigenes Risiko!

Inhaltsverzeichnis

Das CBD-Handbuch

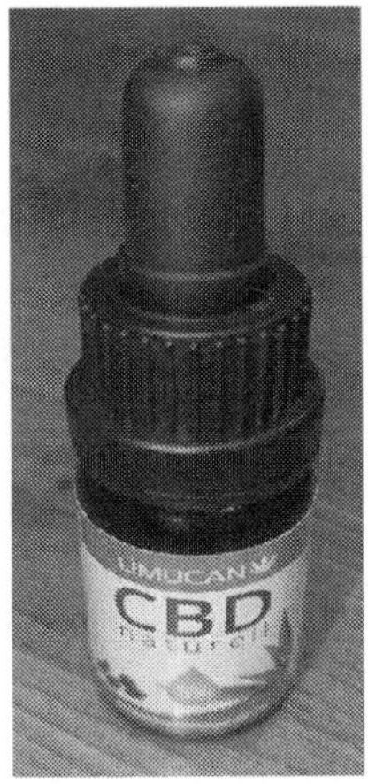

Wie auch THC kommt der Stoff CBD in natürlicher Konzentration in der Cannabispflanze vor. Kein Wunder also, dass diesem besonderen Stoff ein schlechter Ruf anlastet und viele Menschen Vorurteile gegenüber CBD haben. Was aber die Wenigsten wissen ist, dass der Stoff eine sehr spezielle Wirkung und viele Vorteile für den Körper bietet, die überhaupt nichts mit Rauschgift oder suchterzeugenden Mitteln zu tun haben.

Dieses CBD-Handbuch möchte allen Interessenten, die bereit sind, sich von ihren Vorurteilen über Cannabis als Droge zu befreien, ein umfangreicher Ratgeber sein. Hier findest du sicherlich alles Wissenswerte über dieses alternative Heilmittel aus der Natur. Finde einfach heraus, was CBD für dich tun kann und wie du den natürlichen Pflanzenstoff am besten einsetzt.

Wichtige Fragen, die unter anderem in diesem Handbuch geklärt werden, sind:

- Was genau ist CBD und wie wird es gewonnen?
- Wie kann CBD gegen unterschiedliche Krankheiten eingesetzt werden?
- Wie kann man sich mit Hilfe von CBD das Rauchen abgewöhnen?
- In welchen Formen kommt CBD zum Einsatz?
- Wie kann CBD legal gekauft werden?
- Wie ist es möglich, den Stoff richtig zu verwenden?

Mach dir also selbst ein Bild von dem hochwertigen CBD-Öl und dessen heilende Wirkung und sorge dafür, dass mit diesem Handbuch sicher keiner deiner Fragen offen bleibt.

Kapitel 1 die Pflanze, Gewinnung und Verarbeitung von CBD

Was genau ist CBD?

Bei CBD, auch als Cannabidiol bezeichnet, handelt es sich um einen kaum psychoaktiven Stoff, welcher aus den weiblichen Hanfpflanzen gewonnen werden kann. In seiner Grundform liegt der Stoff überwiegend als Säure (CBD-Carbonsäure) in den Pflanzen vor. Erst durch die richtige Synthetisierung kann der Stoff für den Menschen nutzbar gemacht werden. Durch seine gesundheitsfördernde Wirkung auf den menschlichen Körper und die medizinische Wirkung ist dieser Stoff in den letzten Jahren immer mehr in den Fokus der Medizin gerutscht. Viele positive Folgen auf den menschlichen Körper wurden bereits umfangreich erforscht und auch dokumentiert. Als Beispiel hierbei zu benennen ist die entspannende und angstlösende Wirkung. Andere pharmakologische Effekte wurden hingegen noch nicht so gut erforscht. Entsprechend kann es immer wieder dazu kommen, dass neue Wirkungen von CBD gefunden werden, die den Einsatzbereich des Stoffes nochmals erweitern. Vor allem in akademischen Forschungszentren in den Vereinigten Staaten, als auch in anderen Ländern werden derzeit Studien und Untersuchungen mit CBD durchgeführt, um dessen Wirkung voll und ganz zu ergründen.

Die Geschichte der Hanfpflanze

Antike und Frühgeschichte

Bereits vor mehr als 5.000 Jahren kam die Hanfpflanze schon bei vielen Antiken und indigenen Völkern als Heilpflanze zum Einsatz. Neben der medizinischen Wirkung wurde die Hanfpflanze aber auch noch auf andere Arten verarbeitet und genutzt. Ein sehr gutes Beispiel ist die Verwendung im antiken China. Hier wurde der sogenannte „Ma“, wie die Chinesen die Pflanze nannten, unter anderem verwendet, um die nahrhaften und leckeren Samen zu ernten. Diese kamen in unterschiedlichen Gerichten zum Einsatz oder wurden auch roh gegessen, ähnlich wie die häutigen Nüsse. Ebenso beliebt war die Hanfpflanze aber auch aufgrund ihrer langen Stängel, die aus fast unverwüstlichen Fasern bestanden. Oft wurden diese Fasern genutzt, um zum Beispiel stabile Seile zu knüpfen oder auch Stoffe herzustellen. Der daraus gewonnene Hanfstoff kam beispielsweise beim Schiffbau als Segel zum Einsatz.

Bereits in den Jahren 2800 vor Christus verfassten die chinesischen Mediziner Schriften über die Wirkung des Hanfs auf den Körper und wie dieser bei unterschiedlichen Krankheiten eingesetzt werden kann. Bekannte Beispiele sind:

- Malaria
- Rheuma
- Schmerzen
- Unpässlichkeiten

Der Hanf war in China sogar so wichtig, dass dieser in einigen Gräbern den Toten als Grabbeigabe mitgegeben wurde.

China war dabei aber bei Weitem nicht das einzige Land, das den Hanf zu verwenden wusste. Über Indien und die antike Hochkultur im heutigen Irak begann die Reise der Hanfpflanze um die ganze Welt. Einige Funde legen nahe, dass das Gewächs bereits vor 5.500 Jahren in Europa bekannt war und hier auch entsprechend angebaut wurde. Die Funde stammen unter anderem aus dem Raum Eisenberg in Deutschland. Aus welchem Land die Pflanze ursprünglich genau stammt, kann nicht zu 100 Prozent geklärt werden. Experten gehen jedoch davon aus, dass sich der Ursprung in Kasachstan befindet. Weitere Funde und Aufzeichnungen belegen, dass die alten Griechen und Ägypter bereits Kleidungsstücke aus Hanf getragen haben. Europaweit war der Hanf dabei jahrzehntelang einer der wichtigsten Faserpflanzen.

Mittelalter und Neuzeit

Auch im Mittelalter verlor der Hanf nichts von seiner Bedeutung. Vor allem in Europa war er immer noch eine der wichtigsten Nutzpflanzen. Selbst Kaiser Karl der Große erwähnte das Hanfgewächs in seiner Landgüterverordnung von 812, auch wenn er die Pflanze nicht in die Liste derer Gewächse aufnahm, bei denen die Bauern verpflichtet waren diese anzubauen.

Neben der Verwendung des Hanfs in der Medizin und für Kleidung wurden die Fasern beispielsweise auch dazu genutzt, um die Sehnen für die Langbögen herzustellen. Ohne die Robustheit dieser Fasern, wäre es den Engländern somit nicht möglich gewesen, diese kriegsentscheidende Waffe zu entwickeln. Eine weitere Anwendung von Hanf wurde im 13. Jahrhundert über Spanien nach Europa gebracht. Hierbei handelte es sich um die Papierherstellung, die entsprechend immer wichtiger wurde. Aufgrund dessen, dass damals noch kein Holz für die Papierherstellung genutzt werden konnte, war Hanf der wichtigste

Rohstoff für Papiermühlen in ganz Europa. Als Beispiel zu nennen ist die Mühle in Nürnberg von 1290, welche eine der ersten Fabriken war, die die Papierherstellung in Deutschland ermöglichte. Ein sehr berühmtes Beispiel für die Bedeutung von Hanf als Papier war der Druck der Gutenbergbibel, welche komplett auf dem Hanfpapier abgedruckt wurde. Aber auch die amerikanische Unabhängigkeitserklärung ist auf Hanfpapier gedruckt.

Ebenfalls nicht zu vernachlässigen ist die Bedeutung von Hanfsegel und Seil in der Schifffahrt. Venedig konnte nur ein so bedeutendes Handelszentrum aufgrund der hohen Qualität der Hanfseile werden. Weiterhin war ein großer Vorteil des Stoffs als Segeltuch, dass dieser sehr reißfest war und nur wenig Wasser aufnahm.

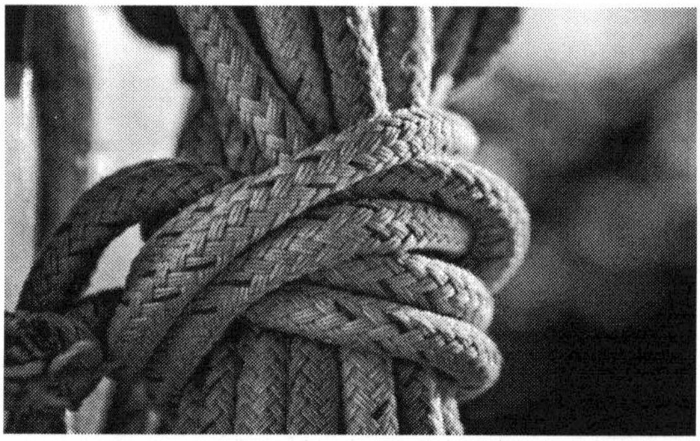

Alternativen wie Segel aus Baumwolle wurden bei Regen schnell so schwer, dass die Masten drohten zu brechen. Auch Flachsleinen waren eher ein schlechter Ersatz, da diese in Kontakt mit Wasser schon nach wenigen Monaten anfingen zu verrotten. In Südwestdeutschland ging der Hanfanbau mit dem Aufkommen des rentableren Tabakanbaus und dem Einführen von Sisalfasern immer weiter zurück. Bis zum Ersten Weltkrieg kam der Anbau von Hanf hierzulande somit fast vollkommen zum Erliegen.

Moderne und Gegenwart

Wenig später in der Mitte des 20. Jahrhunderts wurde der Hanf nicht nur bei der Herstellung der Seile abgelöst, sondern auch bei der Kleiderherstellung. Durch das Aufkommen von Kunstfasern war dieses Naturprodukt diesbezüglich nur noch sehr wenig gefragt. Einen Aufschwung erlebte die Pflanze jedoch wieder vor Kriegsbeginn (Zweiter Weltkrieg) und während des Krieges. In dieser Zeit wurden die Fasern als nachwachsender Rohstoff benötigt, um bei der Rüstungsherstellung zum Einsatz zu kommen. Dies war nicht nur in Deutschland, sondern auch in den USA der Fall. In nur wenigen Jahren konnte hierbei der Hanfanbau vervierfacht werden.

Bis heute konnte der Hanf jedoch seine ehemalige Bedeutung nicht mehr zurückgewinnen, obwohl die Nachfrage nach diesem Stoff seit den 1990er-Jahren in Europa immer weiter angestiegen ist. Heute werden die Fasern wieder für die Herstellung von Kleidungsstücken und sogar Papier genutzt.

Hinzu kommt der Einsatz von den Hanfsamen als Futtermittel und natürlich auch die medizinische Verwendung wie bei dem CBD-Öl. Die zunehmende Beliebtheit von diesem Stoff sorgt auch entsprechend dafür, dass die Pflanze auch in Deutschland unter legalen Bedingungen immer mehr angebaut wird. Die Verwendung von Cannabisöl ist dabei sicherlich ein wichtiger Schritt dafür, dass Hanf auch in der Zukunft noch eine wichtige Rolle spielen wird.

Der korrekte Anbau der Hanfpflanzen für das beste Erzeugnis

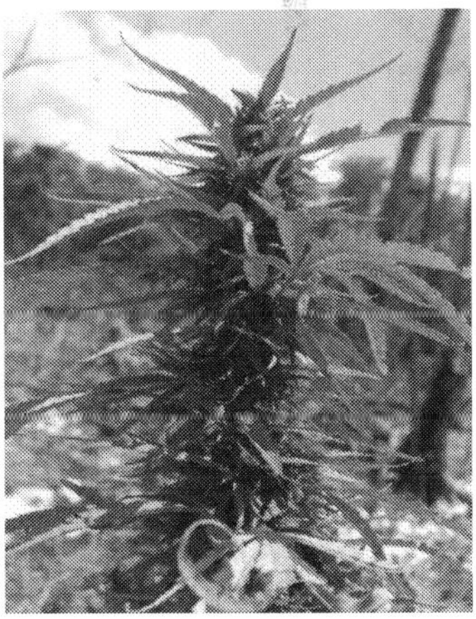

Ein sehr wichtiger Punkt ist der richtige Anbau bei den Hanfpflanzen, sodass sie eine möglichst umfangreiche Ernte abwerfen. In den ganzen Jahren, in denen der Hanf schon angebaut wurde, haben sich natürlich verschiedene Methoden entwickelt, um die beste Ernte zu garantieren. Hierbei ist selbstverständlich zu beachten, dass immer wieder neue Züchtungen hinzukommen, die eine etwas andere Art des Anbaus nötig machen, um eine möglichst große Ernte erhalten zu können. Bei den richtigen Verhältnissen beim Anbau kann die Cannabispflanze bis zu 5 Meter hoch werden und entsprechend viele Blüten (pro Pflanze zwischen 1 und 2 Kilogramm an Blüten) ausbilden. Wie bei jeder Nutzpflanze sind vor allem die vier folgenden Punkte besonders relevant:

- Bodenbeschaffenheit
- Standort
- Bewässerung
- Düngung

Nur wenn diese Punkte beachtet werden, kann auch eine ausreichend große Menge von dem Hanf angebaut werden, um gleichermaßen ausreichend CBD-Öl zu erhalten. Da die Nachfrage nach diesem Stoff immer höher wird, müssen sich aber auch die Anbauarten anpassen, um noch bessere Ergebnisse zu liefern. Nachfolgend werden die einzelnen Punkte nochmals genauer beschrieben.

Bodenbeschaffenheit

Es kann angegeben werden, dass der Hanf eine sehr verträgliche Pflanze ist, die nicht wirklich besondere Ansprüche an den Boden stellt. Dennoch ist es auch bei dieser Pflanze möglich, für die besten Bodenverhältnisse zu sorgen, um eine große Ernte einzufahren. Der Anbau sollte am besten auf Braunerde (Erde mit einem höheren Lehmanteil) stattfinden. Weiterhin sollte noch ein Feinerde- und Humushorizont genutzt werden. Bei dem Horizont handelt es sich um eine Schicht aus feiner Erde und Humus, welche auf die Braunerde aufgetragen wird. Diese Schichten sollten jeweils 3 bis 5 Zentimeter dick sein. Ansonsten ist noch zu beachten, dass die Hanfpflanze vergleichsweise lange Wurzeln ausbilden kann. Diese werden je nach Züchtung bis zu 140 Zentimeter lang. Aus diesem Grund ist es sehr wichtig darauf zu achten, dass kein Blumentopf oder Absperrungen im Erdreich vorhanden sind, damit sich die Pflanze perfekt ausbreiten kann. Durch den Umstand, dass die Wurzeln so weit wachsen, wurde die Hanfpflanze früher genutzt, um den verhärmten Boden für anspruchsvollere Pflanzen wie Weizen vorzubereiten. Weiterhin sollte noch darauf geachtet werden, dass es sich um nährstoffreiche Böden handelt, um den Pflanzen alles zu bieten, was diese zum Wachsen benötigen.

Standort

Beim richtigen Standort kommt es nicht nur auf die jeweilige Bodenbeschaffenheit an, sondern auch auf die passenden Lichtverhältnisse. Hierbei kann benannt werden, dass es zahlreiche Sorten von Hanf gibt, die alle eine andere Dauer von Licht benötigen. Als Beispiel kann der Halbschatten-Hanf erwähnt werden, der ein Verhältnis von 50 zu 50 Prozent von Sonnenlicht und Dunkelheit benötigt. Entsprechend sollte die Cannabispflanze 12 Stunden in der Sonne und 12 Stunden in der Dunkelheit stehen. Bei anderen Sorten kann sich das Verhältnis von Licht und Dunkelheit ändern, sodass diese beispielsweise nur 6 Stunden Licht brauchen oder den ganzen Tag bestrahlt werden müssen. Dies kann selbstverständlich nur in einer kontrollierten und künstlichen Umgebung erreicht werden, in der das UV-Licht mit einer Zeitschaltuhr gesteuert wird. Diesbezüglich ist es sehr wichtig zu wissen, dass die Nacht für viele der Hanfsorten zur bedeutendsten Tageszeit gehört, da die Gewächse in dieser Zeit die Blüten ausbilden. Da die Blüten am meisten CBD enthalten, ist es somit wichtig, auf das korrekte Blütenwachstum zu achten. In der Natur kann natürlich nicht das perfekte Lichtverhältnis künstlich erzeugt werden, in diesem Fall ist es elementar, den richtigen Zeitpunkt für die Pflanzung zu wählen. Hierbei hat sich vor allem die Zeit zwischen der Tagundnachtgleiche im Frühling und der Sommersonnenwende als sinnvoll erwiesen. In dieser Jahreszeit kann mit dem besten Verhältnis von Licht und Dunkelheit gerechnet werden. Weiterhin ist noch zu beachten, dass es sich bei

Hanf um eine Feldpflanze handelt, somit macht es ihr nichts aus, wenn sie den ganzen Tag in der Sonne steht.

Bewässerung

Sowohl unter freien Himmel als auch beispielsweise in einem kontrollierten Gewächshaus ist es nötig, für die richtige Bewässerung zu sorgen. Hierbei muss aber genau abgestimmt werden, wann die Pflanze Wasser braucht und wann nicht. Allgemein ist in diesem Fall zu beachten, dass die Pflanze natürlich in keiner Phase von ihrem Wachstum zu lange auf das Wasser warten kann. Der Grund hierfür ist, dass zu wenig Flüssigkeit dazu führt, dass sich das Wachstum verlangsamt und auch vollkommen zum Stillstand kommt. Zudem führt der Mangel an Wasser dazu, dass die Pflanze nicht mit ausreichend vielen Nährstoffen versorgt wird. Somit kann es zu Mangelerscheinungen kommen, was sich in der Menge des gewonnenen CBD's widerspiegeln kann. Auf der anderen Seite sollte aber auch keine übermäßige Bewässerung genutzt werden. Zu viel Wasser kann beispielsweise zu Wurzelfäule, Grauschimmel oder Mehltau führen. Diese Krankheiten können im schlimmsten Fall zur Folge haben, dass die komplette Ernte ausfällt. Wichtig ist es somit, das richtige Gleichgewicht bei der Bewässerung zu finden, um für ein gutes Wachstum zu sorgen.

Weiterhin sollte noch bei der Bewässerung beachtet werden, dass die Hanfbauern der Meinung sind, dass die beste Zeit für die Bewässerung nachts ist. Der Grund hierfür ist vor allem, dass auch in der Natur meist in der Nacht mit einem entsprechenden Niederschlag zu rechnen ist. Weiterhin wird auf diese Art verhindert, dass die Wassertropfen auf den Blättern wie kleine Lupen funktionieren und das Sonnenlicht fokussieren, was die Pflanzenblätter verbrennen würde. Im Freilandanbau ist es jedoch meist so, dass die Bewässerung vormittags durchgeführt wird. Somit besteht keine Gefahr des Verbrennens und das Wasser ist bis zum wärmeren Nachmittag bereits in den Boden eingezogen.

Letztlich sollte noch benannt werden, wie oft die Pflanzen an sich gegossen werden müssen. Die Experten sind sich dabei einig, dass es der widerstandsfähigen Pflanze nichts ausmacht, wenn der Boden einmal trocken geworden ist. Dennoch bietet sich ein Intervall von 2 bis 3 Tagen beim Gießen an. Bei der Menge von dem Wasser gilt, dass jüngere Pflanzen entsprechend nur eine geringe Wassermenge benötigen, dafür aber öfter gewässert werden sollten (mehrmals am Tag). Wenn die Hanfpflanzen älter werden, wird dementsprechend eine größere Menge von Wasser benötigt. Hierbei kann im Freilandanbau damit gerechnet werden, dass pro Quadratmeter rund 12 bis 15 Liter gegossen werden müssen. In diesem Fall handelt es sich natürlich nur um eine grobe Schätzung, da die Temperatur und Bodenbeschaffenheit bei der Wassermenge auch eine wichtige Rolle spielt. Am meisten Wasser benötigt die

Cannabispflanze, wenn sie in Blüte steht, in diesem Fall sollte die Menge an Wasser auf 15 bis 20 Liter pro Quadratmeter erhöht werden. Sinnvoll hierbei ist es ein Wasser zu nutzen, dessen pH-Wert zwischen 6.0 und 6.5 liegt.

Düngung

Eine Düngung ist nicht immer notwendig, unterstützt aber das Pflanzenwachstum, somit kann schneller eine Ernte erzielt werden. Hinzu kommt, dass die Ernte somit reichhaltiger ausfallen kann, sprich, man kann mehr CBD-Öl aus den Blüten gewinnen. Eine Düngung ist vor allem in einem Boden sinnvoll, der nicht selbst über die nötigen Nährstoffe verfügt. Aber auch wenn dies der Fall sein sollte, kann eine regelmäßige Düngung helfen. Es gibt dabei zwei Arten von Dünger, die bei den Pflanzen zum Einsatz kommen können. Hierbei handelt es sich um gekörnten und Flüssigdünger.

Der gekörnte Dünger wird dabei auf die Erde gegeben und sinkt mit jedem Gießvorgang in die Erde ein, wo die Nährstoffe dann von den Pflanzenwurzeln aufgenommen werden. Eine andere Art von gekörntem Dünger wird als „Osmocote" bezeichnet. Dieser wird ebenfalls auf den Erdboden um die Pflanze gestreut, jedoch löst er sich nicht bei Kontakt mit Wasser auf, sondern durch die Wärme der Sonnenstrahlen. Somit erhält die Pflanze genau dann den Dünger, wenn sie diesen am meisten braucht. Dieses Produkt ist ein Langzeitdünger mit einer Laufzeit von 3 bis zu 9 Monaten, somit muss die Pflanze nicht immer wieder nachträglich gedüngt werden.

Der Flüssigdünger wird hingegen mit dem Gießwasser vermischt und dann beim Gießen auf die Pflanze gegeben. Dieser Vorgang muss alle 10 bis 14 Tage wiederholt werden. Hierbei ist natürlich zu beachten, dass je nach Größe des Hanffelds eine entsprechende Menge des Düngers benötigt wird. Am sinnvollsten bei der Verwendung ist ein sogenannter MPK-Dünger. Dieser enthält alle Nährstoffe, welche die Pflanze über das Jahr verteilt braucht. Zu diesen Inhaltsstoffen gehören besonders:

- Stickstoff
- Phosphor
- Kalium

Der Stickstoff ist vor allem für das Pflanzenwachstum von Bedeutung und sorgt für eine schnelle Zunahme von der Pflanzenmasse. Dieser Inhaltsstoff ist ein Bestandteil des grünen Farbstoffes Chlorophyll. Dementsprechend ist es möglich, durch die Grünfärbung der Blätter darauf schließen zu können, wie viel Stickstoff diese enthalten. Sollte die Hanfpflanze nicht über genug Stickstoff verfügen, sieht man dies deutlich daran, dass die Blätter gelb werden und dann verkümmern.

Phosphor ist ein sehr wichtiger Stoff beim Wachstum der Hanfpflanze. Dieser wird nicht nur für die Wurzelbildung benötigt, sondern auch für das Wachstum der Blüten. Eine vorteilhafte Eigenschaft von Phosphat ist, dass dieser gut im Boden gespeichert werden kann. Dennoch kann es durch Trockenheit und niedrige Temperaturen dazu kommen, dass der Phosphorgehalt im Boden zu gering ausfällt. Typisch für einen Mangel an Phosphor sind ein Wachstumsstillstand und eine Rotfärbung der Blätter.

Kalium unterstützt hingegen eine Vielzahl von Stoffwechselvorgängen in der Pflanze, was die Zellwände des Hanfs stabiler macht. Somit ist die Pflanze besser vor Frost und Schädlingsbefall geschützt. Auch die Lagerfähigkeit wird durch das Kalium verbessert. Wenn ein Mangel an Kalium vorliegt, kann es schnell dazu kommen, dass die Blüten verwelken.

Ist die Einnahme von CBD gefährlicher, wenn die Pflanze mit Pestiziden behandelt wurde?

Genau kann nicht angegeben werden, ob die Pestizide eine Auswirkung auf die Pflanze und das spätere Öl haben. Auch im Anbau von Gemüse und Obst kommen heutzutage immer wieder entsprechende Schädlingsbekämpfungsmittel zum Einsatz. Diese können meist vor dem Verzehr oder der Zubereitung jedoch einfach abgewaschen werden. Hinzu kommt noch der Umstand, dass die Blüten der Cannabispflanzen natürlich nicht roh verzehrt, sondern nochmals verarbeitet werden. Auch somit reduziert sich die Belastung durch die Pestizide. Nur in ganz besonderen Fällen, wenn extrem giftige Schädlingsbekämpfungsmittel zum Einsatz kommen würden, könnten diese Auswirkungen auf das fertige CBD-Öl haben. Diese Stoffe sind in Deutschland jedoch verboten und kommen somit bei der Feldarbeit nicht zum Einsatz.

Die Gewinnung von CBD aus der Hanfpflanze

Das Cannabidiol wurde zum ersten Mal von dem Franzosen Raphael Mechoulam synthetisiert. Dabei kamen andere Methoden zum Einsatz, als es heute der Fall ist, das Prinzip ist aber im Grunde gleich geblieben. Hierbei geht es darum, den CBD-Stoff von den anderen in der Hanfpflanze enthaltenen Stoffen zu trennen. Um die Cannabinoide trennen zu können, wird eine Extraktion mit hochprozentigem Alkohol genutzt. Hierfür werden die Pflanzen in den Alkohol eingelegt, um somit die gewünschten Stoffe aus den Nesseln zu lösen. Hierbei ist zu beachten, dass vor allem die Nesseln die größte Konzentration von dem CBD enthalten, sodass andere Bestandteile wie die Stängel und Blätter anderweitig genutzt werden können.

Eine andere Methode der Extraktion ist die Verwendung von Butan. Hierbei kommt das Gas zum Einsatz, um das Öl aus den Nesseln zu lösen. Anschließend ist es möglich das Gas verdampfen zu lassen, um nur das reine Öl zu erhalten. Das gleiche Prinzip nutzt die CO2-Extraktion, die als besonders hochwertig angesehen wird. Hierbei bleiben das komplette Pflanzenstoffspektrum und die Phytocannabinoide (mit Ausnahme von THC) enthalten. Der Grund ist, dass hier die CBD-Stoffe unbeschädigt aus der Pflanze extrahiert werden können.

Letztlich ist noch die Erhitzung zu benennen. In diesem Fall werden die Nesseln (Blüten) ausgekocht, um somit die flüssigen Inhaltsstoffe von den festen Stoffen zu lösen. Diese Methode ist aber nicht als besonders schonend zu bewerten.

Die Herstellung von dem CBD-Öl mithilfe des Co2-Extraktionsverfahrens

Da diese Methode bei der Herstellung von CBD besonders oft zum Einsatz kommt, sollte diese Variante hier genauer beschrieben werden. Erst einmal ist es wichtig zu wissen, dass primär die Hanfblüten der weiblichen Pflanzen genutzt werden. Diese entsprechen den EU-rechtlichen Normen und dürfen somit ohne Weiteres legal angebaut werden. Der Grund hierfür ist, dass sich diese speziellen Pflanzen vor allem durch einen geringen THC-Gehalt auszeichnen, wohingegen CBD entsprechend viel enthalten ist. Die Steigerung vom CBD-Gehalt konnte dabei durch entsprechende Züchtungen erreicht werden.

Um nun den Stoff aus der Blüte zu lösen, wird das Kohlenstoffdioxid (CO2) unter hohem Druck genutzt, um die Substanzen zu lösen. Sobald der Druck dann gesenkt wird, gibt das CO2 die gewonnenen Stoffe ab und verdampft. Die somit erhaltene CBDA-Säure wird dann während der Decarboxylierung erhitzt, sodass die Säure in das aktive CBD umgewandelt werden kann.
Wie schon benannt wurde, ist die CO2-Extraktion als sehr schonend zu bewerten. Dies zeigt sich unter anderem darin, dass auf diese Weise nicht nur das CBD-Öl gewonnen werden kann, vielmehr befinden sich noch weit mehr Stoffe in dem fertigen Öl wie: Cannabichromen (CBC), Cannabinol (CBN) und Cannabigerol, hinzukommen noch wertvolle Flavonoide und Terpene. Darüber hinaus kann das Öl auch noch andere Inhaltsstoffe enthalten, die nicht zu vernachlässigen sind:

Chlorophyll

Hierbei handelt es sich um den natürlichen Farbstoff, der in jeder grünen Pflanze zu finden ist. Dieser unterstützt nicht nur die Zellatmung, sondern hilft ebenfalls noch bei der Entgiftung des Körpers und reinigt die Zellen. Demzufolge hat Chlorophyll einen positiven Effekt auf das menschliche Immunsystem.

Carotinoide

Auch in diesem Fall handelt es sich um einen natürlichen Farbstoff, welcher in den Pflanzen enthalten ist. Wer sich das CBD-Öl dabei genau anschaut, wird einen goldenen Schimmer feststellen können, hierbei handelt es sich entsprechend um diesen Farbstoff. Das Beta Carotin, welches in den Carotinoide enthalten ist, wirkt sich nicht nur positiv auf das Herz-Kreislauf-System aus, sondern kann auch vor einem vorzeitigen Altern schützen und Arterienverengungen vorbeugen.

Vitaminc

In dem Öl können unterschiedliche Vitamine enthalten sein, die für weitere positive Effekte sorgen. Vor allem hierbei zu benennen ist das Vitamin E, welches oft auch in der Kosmetik als „Anti-Aging-Vitamin" bezeichnet wird. Somit kann eine leicht verjüngende Wirkung erwartet werden.

Mineralstoffe und Spurenelemente

Zu dieser Kategorie gehören Inhaltsstoffe wie Kalzium, Kalium, Mangan, Eisen, Kupfer, Zink und Magnesium. Dies sind alles wichtige Stoffe für den menschlichen Organismus, sodass durch das CBD-Öl die Gesundheit gesteigert werden kann.

Abschließend sollte noch bei der Herstellung benannt werden, dass die meisten Hersteller dem CBD-Extrakt noch ein Öl hinzumischen. Somit wird die Anwendung und spätere Einnahme erleichtert. In vielen Fällen handelt es sich hierbei um Hanfsamenöl, welches einen leicht bitteren Geschmack aufweist. Genauso können aber auch Traubenkern-, Oliven- oder Kokosnussöl genutzt werden, um es mit dem Extrakt anzureichern. Hierbei ist es wichtig, auf den jeweiligen Hersteller zu achten und welche Öle dieser verwendet. Zu finden ist dieses Öl-Gemisch unter den Namen „Naturextrakt“ oder auch „Vollspektrumextrakt“. In jedem Fall ist aber damit zu rechnen, dass das verwendete Öl über Omega-3 und Omega-6-Fettsäuren verfügt. Diese sind von großer Bedeutung für die Zellregeneration. Außerdem ist nicht zu vernachlässigen, dass sich die Fettsäuren positiv auf die Blutdruckwerte auswirken und das Immunsystem verbessern können.

Kapitel 2
eigener Anbau von Hanf

Wer regelmäßig das CBD konsumiert, hat sicherlich schon einmal darüber nachgedacht, die Pflanze selbst anzubauen, um dann das Öl zu gewinnen. Bestimmt hast du schon einmal gesehen, dass Hanf als Zierpflanze bei bestimmten Fachgeschäften oder Blumenläden verkauft wird. In diesem Fall handelt es sich aber um besondere Züchtungen, aus denen kein CBD gewonnen werden kann. Folglich müsstest du schon die richtige Hanfpflanze anbauen, um selbst CBD-Öl gewinnen zu können.

Zuerst ist hierbei ganz deutlich zu erwähnen, dass der Anbau von Hanf in Deutschland illegal ist. Der Anbau ist lediglich für Personen mit einer Sonderregelung gestattet. Hierbei handelt es sich in den meisten Fällen um Landwirte, die das Cannabis in großen Mengen anbauen. In diesem Fall kommen Pflanzen zum Einsatz, die einen stark verringerten Anteil an THC aufweisen. Als Zweites dürfen aber auch schwer kranke Menschen das Cannabis selbst anbauen, wie im Jahr 2014 vom Kölner Verwaltungsgericht entschieden wurde. In diesem Fall ist es aber nötig, sich an strenge Vorgaben und Regelungen zu halten. Zudem ist der Anbau nur in engen Grenzen und geringeren Mengen denkbar. Solltest du dabei nicht die Voraussetzungen für die Genehmigung erfüllen, hast du aber immer noch die Chance einfach abzuwarten, bis der Anbau in Deutschland legal wird. Unabhängig davon, ob du auf die Legalisierung warten willst oder doch eine Genehmigung bekommen hast, in den folgenden Abschnitten wird geklärt, was beim privaten Anbau zu beachten ist und wie die beste Ernte garantiert werden kann.

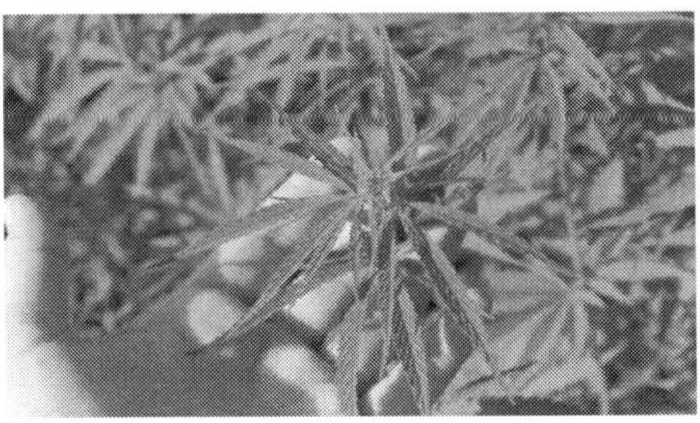

Die Möglichkeiten für einen legalen Hanfanbau in Deutschland

Bereits der nicht genehmigte Anbau von nur einer einzigen Pflanze kann strafrechtliche Folgen für dich bedeuten. Je nach Ausmaß des Anbaus riskierst du somit nicht nur eine hohe Geld-, sondern auch eine Gefängnisstrafe. Entscheidend für das Strafmaß ist aber nicht nur die Menge der Pflanzen, sondern auch welchen THC-Gehalt diese aufweisen. Nur weil die Cannabispflanzen für CBD nun keine hohen Mengen von THC besitzen, heißt dies aber nicht, dass diese legal von dir angebaut werden dürfen. Besonders in der Blüte kann der erlaubte THC-Gehalt schnell überschritten werden. Somit ist es extrem wichtig darauf zu achten, dass die richtige Züchtung genutzt wird oder du dir gleich eine Ausnahmegenehmigung holst. Ansonsten droht eine Freiheitsstrafe von bis zu einem Jahr. Solltest du dir eine Sondergenehmigung besorgen können, ist es dir erlaubt, für einen befristeten Zeitraum die Hanfpflanzen völlig legal anzubauen. Hierbei ist natürlich zu beachten, dass die Genehmigungen nur in sehr seltenen Fällen ausgestellt werden.

Wie kann die Genehmigung für den Anbau von Cannabis erhalten werden?

Es ist zu beachten, dass es in Deutschland bisher nur wenigen Privatpersonen gelungen ist, wirklich eine Genehmigung für den Anbau von Hanf zu erhalten. In diesem Fall ist es durchaus nötig, viel Arbeit und Zeit zu investieren, um die Sondergenehmigung auf dem Rechtsweg einzufordern. Hierbei geht es vor allem darum, glaubhaft und deutlich beweisen zu können, warum der private Hanfanbau entsprechend sinnvoll für einen ist. Die besten Chancen auf eine positive Entscheidung vom Gericht haben Schmerzpatienten, denen die finanziellen Mittel fehlen, um sich immer wieder das CBD im Netz oder auch über Fachgeschäfte kaufen zu können. Dies ist vor allem dann der Fall, wenn die Betroffenen zwar ein Rezept für CBD haben, ihre Krankenkasse die Kosten aber nicht übernimmt.

Weiterhin ist es noch sinnvoll zu beweisen, dass der Cannabisanbau wirklich nur für den Eigengebrauch durchgeführt wird. Hier kann es aber oft schwer werden. Denn um genug CBD-Öl aus den Pflanzen gewinnen zu können, wird dementsprechend auch eine größere Menge des Hanfs benötigt. In diesem Fall könnte schnell der Verdacht aufkommen, dass die große Menge der Pflanzen eher zum Handel als zum Eigengebrauch genutzt wird. Letztlich kann es auch noch helfen, dem Gericht zu beweisen, dass man die Möglichkeit hat, das CBD selbstständig aus den Blüten gewinnen zu können. Aber selbst wenn diese ganzen Voraussetzungen erfüllt sind, muss man sich nicht selten auf eine Ablehnung einstellen.

Der Anbau von Hanf für die Gewinnung von CBD – was ist zu beachten?

Gehen wir nun einfach davon aus, dass du es geschafft hast, legal Hanf anbauen zu dürfen, beziehungsweise dass die Gesetzeslage des privaten Anbaus zu deinen Gunsten verändert wurde. In einem solchen Fall ist es natürlich wichtig, genau zu wissen, wie das Cannabis am besten angebaut werden kann. Wie schon benannt wurde, ist es dabei nötig, vor allem auf die richtige Feuchtigkeit, Temperatur, Nährstoffe und Lichtdauer zu achten. Nur wenn diese Aspekte genau aufeinander abgestimmt sind, kannst du auch mit einer ausreichend großen Ernte rechnen. Sollte hierbei alles stimmen, kannst du damit rechnen, dass die Pflanze bereits nach drei bis vier Wochen die ersten Blüten trägt und dann nach sechs bis zwölf Wochen (je nach Cannabis-Sorte) geerntet werden kann.

Zuerst müssen dabei die richtigen Hanfsamen gekauft werden. Hierfür gibt es sogenannten Seed-Börsen im Internet, welche eine sehr große Auswahl an Samen offerieren. Schnell können hier auch Züchtungen gefunden werden, welche einen hohen CBD-Anteil aufweisen.

Ebenso ist ein wichtiger Punkt, dass der Anbau nicht besonders kompliziert ausfällt. Du benötigst dafür keinen grünen Daumen, sondern kannst ganz sicher die Pflanze zum Wachsen bringen. Alles was du dafür benötigst, ist die richtige Anleitung und die passende Ausrüstung. Ansonsten musst du dir nicht einmal viel Zeit nehmen, um die Hanfpflanzen zu pflegen.

Letztlich ist noch ein wichtiger Punkt, dass du beim Indoor-Anbau das ganze Jahr über immer wieder Blüten ernten kannst. Beim Anbau im Freien ist es hingegen so, die Pflanzen am besten zwischen April und Juli auszusäen und zu ernten.

Welches Equipment benötigt man für den Anbau?

Solltest du dich für den Indoor-Anbau entscheiden, musst du zuerst große Töpfe kaufen, die genug Platz für die Wurzeln bieten. Hinzu kommt der Erwerb von einem hochwertigen Substrat, welches alle Nährstoffe für die Pflanze enthält, Dünger aus dem Baumarkt reicht hierbei meist schon aus. Als Drittes musst du noch künstliches Licht erwerben.

Bei dem Licht sollte darauf geachtet werden, dass die Lampen mindestens 200 Watt und maximal 1.000 Watt aufweisen. Weiterhin ist es je nach Sorte nötig, die Pflanzen bis zu 18 Stunden am Tag zu beleuchten. Hierbei ist auf jeden Fall die finanzielle Belastung durch die Stromrechnung nicht zu unterschätzen. Um diese so gering wie möglich zu halten, ist es sinnvoll Stromsparlampen zu verwenden. Hinzu kommt der mitunter strenge Geruch der Pflanzen, was mit der Zeit störend ausfallen kann. Folglich ist es sehr wichtig, für den Anbau einen Raum zu nutzen, der gut gelüftet werden kann. Genauso kann aber auch für den Indoor-Anbau eine sogenannte Growbox erworben werden. In diesem Fall handelt es sich um eine Art kleines Gewächshaus, welches in jedem Zimmer aufgebaut werden kann. Hier ist es leicht, für die richtigen Lichtverhältnisse und auch Feuchtigkeit zu sorgen. Durch die beschränkte Größe der Growbox kann diese nur für die Keimphase genutzt werden, sodass die Hanfpflanzen zu einem späteren Zeitpunkt in die großen Töpfe umgepflanzt werden müssen.

Solltest du dich hingegen für den Outdoor-Anbau entscheiden, kannst du dir auf jeden Fall die Anschaffung der Lampen sparen, da die Sonne diesen Part übernimmt. Somit sparst du dir Geld, obwohl es beim Indoor-Anbau leichter ist, die perfekten Wachstumsbedingungen zu erzeugen. Weiterhin kann es sich beim Anbau unter freien Himmel noch lohnen, ein Gewächshaus zu verwenden. Je nach Größe deines Gartens kann hierbei entsprechend auch ein großes Gewächshaus genutzt werden, das Platz für viele Hanfpflanzen bietet.

Wie wachsen die Hanfpflanzen beim Indoor-Growing?

Jeder, der schon einmal irgendeine Art von Samen angepflanzt hat, benötigt wohl kaum eine Anleitung, um auch den Hanfsamen richtig in die Erde zu bringen. Hierbei ist es im Grunde lediglich nötig, die Samen in einer Tiefe von einem halben Zentimeter in den Erdboden zu stecken. Somit wird dafür gesorgt, dass diese möglichst schnell keimen. Weiterhin ist es in der Keimphase besonders wichtig darauf zu achten, dass die Erde um den Samen mit Wasser feucht gehalten wird. Damit du nicht so oft gießen musst, bietet es sich an, die Erde um den Samen mit der Gießkanne leicht feucht zu machen und dann eine Frischhaltefolie über den ganzen Topf zu spannen. Somit bleibt die Feuchtigkeit länger in der Erde. Im Weiteren ist es noch bedeutend auf die richtige Temperatur zu achten. Am besten Keimen die Samen der Hanfpflanze bei einer Umgebungstemperatur von 18 bis 27 Grad Celsius.

Sollten diese Voraussetzungen erfüllt werden, dauert es nicht lange, bis die Samen keimen sollten. Je nach Cannabis-Sorte kann damit gerechnet werden, dass es nur zwei bis zehn Tage dauert, bis sich die erste zarte Pflanze bildet. Ein bedeutender Punkt ist, dass die Pflanzen nach dem Keimen genug Platz zum Wachsen haben, um Blätter und später die Blüten ausbilden zu können. Hierbei gilt: "Weniger ist oft mehr“. Auf einen Quadratmeter sollten, wenn möglich, nicht mehr als 5 bis 7 Pflanzen angepflanzt werden. Sollten die Hanfkeime nicht genug Platz haben, kann sich dies sehr stark negativ auf die spätere Ernte auswirken. Wenn du die Pflanzen zu eng zusammen gepflanzt haben solltest, ist es zu einem späteren Zeitpunkt nötig, diese mit einem größeren Abstand umzupflanzen. Vor dem Umpflanzen ist es besonders bedeutend, darauf zu achten, dass der Keim schon ausreichend viele Wurzeln ausgebildet hat. Dies ist meist nach 15 bis 25 Tagen der Fall. Besser ist es aber gleich den richtigen Abstand einzuhalten. Für das Umpflanzen sollte der Keimling vorsichtig ausgegraben werden, um ihn dann in den neuen Topf zu setzen. Nach dem Umsetzen bietet es sich an die Pflanzen zu wässern, was das Anwachsen erleichtert.

Die unterschiedlichen Wachstumsphasen der Hanfpflanze

Es ist von großer Bedeutung, erkennen zu können, in welcher Wachstumsphase sich die Pflanze aktuell befindet. Der einfache Grund hierfür ist, dass nur somit in jeder Phase des Lebens des Hanfs, die richtige Pflege geboten werden kann. Während des Wachstums ist es entsprechend wichtig, dass die Erde die ganze Zeit feucht gehalten wird. Wenn du die Pflanzen dabei nicht die ganze Zeit selbst gießen möchtest, kannst du dich für den Kauf eines Befeuchters entscheiden. Dieser sorgt dafür, dass die Feuchtigkeit der Erde immer bei ca. 80 Prozent liegt. Weiterhin kann es sinnvoll sein, ein Hygrostat zu erwerben. Mit diesem Gerät ist es möglich, die Feuchtigkeit der Erde jederzeit zu überprüfen. Zusammen mit dem Gießen kannst du dann auch immer wieder Dünger an die Pflanzen geben. Hierbei ist es wichtig, sich an die Anleitungen des Düngers zu halten, um den Cannabis nicht zu viel mit Nährstoffen zu versorgen. Weiterhin ist es nötig Verantwortung dafür zu tragen, dass die Pflanze 18 Stunden Licht und 6 Stunden Dunkelheit erhalten. In den Wachstumsmonaten zwischen April und Juli sorgt die Sonne automatisch für die passenden Lichtverhältnisse. Beim Indoor-Anbau lohnt es sich eine Zeitschaltuhr zu verwenden, um die richtige Lichtdauer mit der künstlichen Beleuchtung zu erzielen. Nun geht es im Grunde nur darum, die korrekten Wachstumsbedingungen aufrechtzuerhalten und zu warten, bis die Blütenphase eintritt. Zu erkennen ist diese deutlich an der Ausbildung von Blüten. Viele würden denken, dass es schon Zeit für die Ernte ist, vielmehr sollte jetzt aber mit einer besonderen Pflege begonnen werden, um den Ertrag zu erhöhen. Erfahrene Hanfbauer reduzieren während der Blütenphase die Lichtdauer auf 12 Stunden Licht und 12 Stunden Dunkelheit. Weiterhin ist es sinnvoll, in dieser Phase für ausreichend frische Luft zu sorgen und das Wasserniveau beizubehalten. Erst wenn die Blüten dann voll ausgebildet sind,

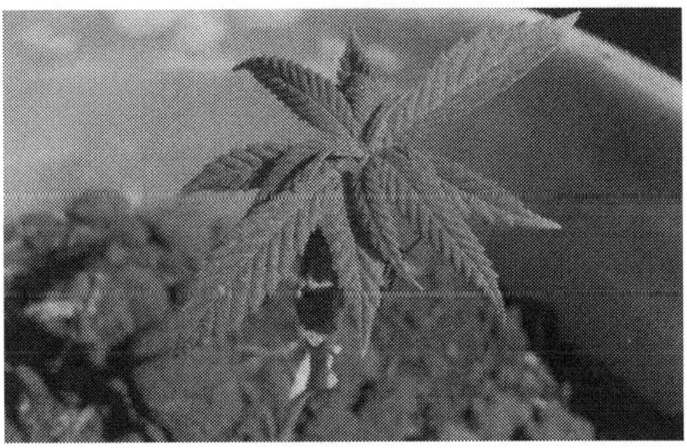

sollten diese geerntet werden. Dies ist dann der Fall, wenn die Pflanzen circa 60 bis 70 Zentimeter hoch sind.

Die Ernte der Cannabisblüten für die Herstellung von CBD

Je nach Hanfpflanze bilden sich unterschiedlich viele Blüten aus. Dies ist aber auch nur bei den weiblichen Pflanzen der Fall. Die männlichen Ableger bilden hingegen Samen, die dann erneut angebaut werden können. Dementsprechend sollte von dir darauf geachtet werden, mehr weibliche Pflanzen anzubauen, um einen hohen Ertrag für das CBD-Öl zu erhalten. Die beste Zeit für die Ernte ist in der Blütephase, wenn die Blüten eine leicht bräunliche Färbung angenommen haben. Hierbei kann es hilfreich sein, sich mit einer Lupe die Blüten genau anzuschauen, um den perfekten Zeitpunkt für die Ernte herauszufinden. Sollte der perfekte Zeitpunkt für die Ernte verpasst werden, baut die Pflanze die Cannabinoide ab, sodass nicht das beste CBD-Öl erhalten werden kann. Dieser Abbau geht aber langsam vonstatten, sodass es nicht schlimm ist, wenn die Ernte einen oder zwei Tage später durchgeführt wird. Ist der passende Zeitpunkt erreicht, wird die komplette Pflanze einfach abgeschnitten. Auf diese Art wird ein weiterer Abbau von dem CBD verhindert. Anschließend kann es sich lohnen, für die Extraktion von dem Cannabisöl, die Blüten von den Blättern und Stängeln zu trennen. Für das beste Erzeugnis ist es dabei sinnvoll, lediglich die Blüten und die obersten feinen Blätter für die CBD-Öl-Gewinnung zu verwenden. Der Grund ist der signifikant hohe Anteil von Cannabinoid. Sollten die Pflanzen aus irgendeinem Grund nicht genug Blüten ausgebildet haben, kann für die Extraktion auch die ganze Pflanze (ohne Wurzeln) genutzt werden.

Die private Extraktion von CBD

Sicherlich wirst du bei dir zu Hause nicht die technische Ausrüstung besitzen, um die Öle mit Hilfe von Kohlenstoffdioxid zu lösen. Nicht nur die Anschaffung der jeweiligen Geräte ist sehr teuer, sondern auch die Anwendung ist kompliziert. Für den privaten Anbauer empfiehlt es sich somit, die Extraktion mit Hilfe von Alkohol durchzuführen. Diese Methode ist leicht, kostengünstig und man kann dennoch eine hochwertige Qualität des CBD-Öls erhalten, wenn man alles richtig macht. Für die Extraktion ist es nun elementar, die folgenden Schritte genau einzuhalten:

1. Die Blüten müssen erst einmal getrocknet werden. Hierfür ist es möglich, diese auf einem Kleiderständer oder einem selbst gebauten Gestell aufzuhängen. Darüber hinaus lohnt es sich für eine höhere Raumtemperatur zu sorgen, um den Vorgang zu unterstützen.

2. Die getrockneten Blüten sollten dann mit der Hand oder noch besser, einem sogenannten „Grinder“ möglichst fein zerkleinert werden.

3. Das Pflanzenmaterial kann anschließend in einen ausreichend großen Topf oder auch Eimer gegeben werden. Dieses Behältnis sollte dann mit unvergälltem Alkohol (95 Prozent) aufgefüllt werden. Der Kauf von diesem Alkohol ist in jeder Apotheke oder auch im Netz einfach möglich.

4. Nach 3 bis 4 Minuten ist es dann möglich, die Lösung in einen sauberen Kochtopf abzuschütten. Anschließend sollte nochmals Alkohol über die bereits feuchten Pflanzenteile geschüttet werden, um diese ebenfalls wieder 3 bis 4 Minuten ziehen zu lassen.

5. Auch die zweite Lösung kann dann in den zweiten Behälter geschüttet werden. Hierbei ist es sinnvoll, die Pflanzenteile beim Umfüllen mit einem Sieb abzufangen.

6. Nun ist es nötig, den Topf auf eine Temperatur von circa 100 Grad Celsius zu erhitzen. Da hierbei eine hohe Brandgefahr besteht, ist es sinnvoll das Abkochen unter freiem Himmel mit einem Campingkocher durchzuführen.

7. Je nach Menge des Alkohols, dauert es einige Zeit, bis dieser komplett verkocht ist. Zurück bleibt das CBD-Öl, welches als brauner Absatz am Boden des Topfes zu erkennen ist.

8. Zuletzt muss nur noch Pflanzen- oder Olivenöl zu dem reinen CBD-Öl gegeben werden, um die Mischung in Fläschchen abfüllen zu können.

Ein bedeutender Punkt bei dieser Art der Extraktion ist natürlich, wie viel CBD-Öl du am Ende gewinnen kannst. Geht man dabei von einer Pflanzenmaterialmenge von 500 Gramm aus und rund 5 bis 10 Liter Alkohol, können am Ende circa 60 Gramm von dem Pflanzenöl gewonnen werden. Je nach deinem Bedarf musst du somit entsprechend viele Hanfpflanzen anbauen, um genug Cannabisöl zu erhalten.

Die Kosten des Cannabisanbaus im Detail

Am günstigsten sind die Töpfe und Erde, welche in jedem Baumarkt für unter 10 Euro gekauft werden können. Teurer wird es da schon bei den Hanfsamen. Je nach Züchtung kosten diese entsprechend zwischen 40 und 50 Euro. Noch teurer sind die Lampen. Eine gute Beleuchtung schlägt mit rund 200 Euro zu Buche. Hinzu kommen die Stromkosten, die für drei Monate durchaus schon mal 300 Euro betragen können. Solltest du dann noch Hilfsmittel wie einen Befeuchter, Zeitschaltuhr und ein Hygrostat kaufen wollen, sind nochmals Kosten in Höhe von 250 bis 300 Euro zu erwarten. Somit kostet dich der erste Anbau zwischen 500 und 800 Euro. Sobald du aber schon das ganze Equipment besitzt, wird der nächste Anbau dementsprechend günstiger.

Bei der Extraktion kann hingegen mit geringeren Kosten gerechnet werden. Ein Sieb und Töpfe solltest du meist schon selbst besitzen. Nur beim Alkohol muss mit höheren Gebühren gerechnet werden. Je nach Anbieter kostet dieser bei einer Menge von 5 Litern zwischen 100 und 120 Euro. Die Energiekosten für das Abkochen und das Heizen beim Trocknen der Blüten können hingegen fast vernachlässigt werden.

Mit gesamten Kosten zwischen 600 und 900 Euro für den ersten Anbau von CBD ist es wichtig sich zu überlegen, ob diese Investition sich auch lohnt. Für diesen Preis ist es dir nämlich auch möglich, zwischen 2 und 3 Liter von dem fertigen CBD-Öl zu kaufen. Dafür hast du aber den Vorteil, genau zu wissen, wo das Öl herkommt und wie gut die Pflanzen behandelt wurden (keine Pestizide oder Ähnliches).

Kapitel 3
Unterschiede von CBD und THC

Es muss nochmals eindeutig an dieser Stelle darauf hingewiesen werden, dass es sich bei CBD nicht um den vielen Menschen bekannten Stoff THC handelt, der für die Rauschzustände verantwortlich ist. Um diese beiden Stoffe besser unterscheiden zu können, ist es zuerst wichtig zu wissen, um was genau es sich bei THC beziehungsweise Marihuana handelt.

Die Abkürzung steht dabei für Tetrahydrocannabinol und ist wie das CBD vor allem in den Blüten der weiblichen Hanfpflanze vertreten. Dieser Stoff dockt an den Rezeptoren der Oberfläche von Nervenzellen an, wenn er konsumiert wurde. Dies wiederum führt dazu, dass die Ausschüttung des Botenstoffs Dopamin im Gehirn deutlich erhöht wird. Nach der Aufnahme von THC dauert es dann meist nicht mehr als eine halbe Stunde, bis die ersten Veränderungen der Wahrnehmung auftreten. Je nach Dosierung nimmt dieser Rauschzustand meist spätestens nach 2 Stunden wieder ab. Viele Menschen konsumieren THC aufgrund von diesem besonderen Rauscheffekt, um „Höhenflüge“ zu erleben. Auf jeden Menschen wirkt der Stoff dabei etwas anders. Einige Personen werden sehr euphorisch, wohingegen andere eher entspannt werden. Auch die bekannten Heißhungerattacken sind eine Art Nebenwirkung des Konsums von THC. Weiterhin beeinflusst der Stoff aber auch andere Bereiche im Körper wie:

- Bewegung
- Gedächtnisleistung
- Denkvermögen
- Konzentrationsfähigkeit

Hierbei handelt es sich meist um eine negative Beeinflussung, die unter anderem mit dem Zustand unter Alkoholkonsum zu vergleichen ist. Je nach Dosierung ist ein Mensch nach dem Konsum von THC beispielsweise nicht mehr in der Lage richtig laufen oder auch denken zu können. Diese Auswirkungen auf die Wahrnehmung können als größter Unterschied von THC zu CBD angesehen werden. Weiterhin darf aber auch nicht vernachlässigt werden, dass das CBD-Öl sehr viel gesünder für den Körper ist als das Tetrahydrocannabinol.

Umfangreiche Nebenwirkungen von THC (Marihuana)

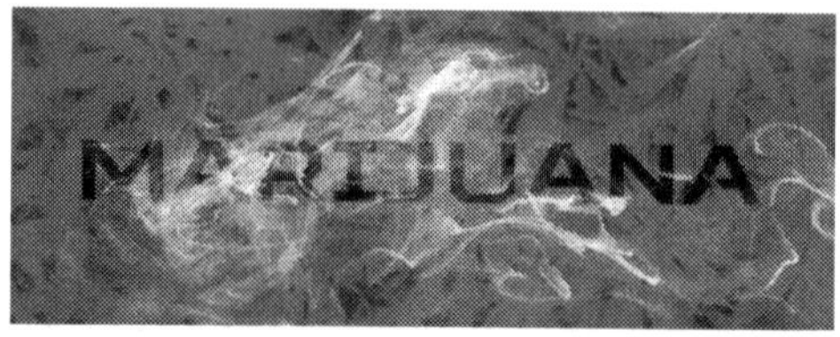

Ebenfalls noch als Unterschied bei den beiden Stoffen können die ganzen Nebenwirkungen benannt werden. Nicht selten verspüren Nutzer, die THC konsumiert haben, ein starkes Angstgefühl, welches im schlimmsten Fall zu einer Paranoia führen kann. Während des Rauschzustandes kann das Gehirn somit nicht mehr klar denken und steigert sich mitunter in Fantasien, welche nicht der Realität entsprechen. In einem solchen Zustand kam es schon öfter vor, dass sich Menschen durch die Angst bestimmten Risiken ausgesetzt haben, welche körperliche Schäden nach sich ziehen können. Weiterhin ist zu benennen, dass bei Personen, die ohnehin schon über eine Angststörung verfügen, sich dieses Gefühl nochmals verstärken kann. Die Wissenschaftler sprechen in einem solchen Fall von einem psychoseähnlichen Zustand. Somit können starke Panikattacken ausgelöst werden, die beispielsweise negativen Einfluss auf das Herz nehmen. Bereits kleine Mengen von Tetrahydrocannabinol können dabei ausreichen, um diese Wirkung auszulösen.

Bei CBD müssen die Nutzer hingegen mit keiner dieser Nebenwirkungen rechnen und können das Öl unbesorgt konsumieren.

Der rechtliche Unterschied zwischen THC und CBD

Ebenfalls sollte natürlich nicht vernachlässigt werden, dass es auch rechtliche Unterschiede bei den beiden Stoffen gibt, die auf jeden Fall zu beachten sind. Ganz allgemein kann festgehalten werden, dass in vielen Ländern der Konsum und vor allem der Verkauf von Marihuana verboten sind. In Deutschland fallen beispielsweise alle Produkte, welche einen hohen THC-Gehalt aufweisen, unter diese Kategorie und dürfen entsprechend nicht erworben werden. Im Gegensatz dürfen aber alle Mittel, in denen der Gehalt von CBD deutlich höher ist als der von THC, genutzt werden. Als Ausnahme kann beispielsweise Holland oder auch Kanada benannt werden, in denen der Konsum einer entsprechenden Menge Marihuana kein rechtliches Problem darstellt. Als Beispiel für legale Stoffe in Deutschland kann das CBD-Öl benannt werden, welches 5 Prozent CBD und nur 0,2 Prozent THC aufweist. Wichtig hierbei zu wissen ist, dass der Gehalt von Tetrahydrocannabinol immer unter 0,2 Prozent liegen muss, um das Mittel auch in Deutschland kaufen zu dürfen. Die Höhe des CBD-Gehalts ist hingegen nicht rechtlich geregelt, sodass auch höhere Konzentrationen als 5 Prozent möglich sind. Somit kann dieses Produkt in Deutschland gekauft und genutzt werden. Die Mittel sind dabei komplett ohne Rezept erhältlich. Dies gilt für alle Länder und nicht nur in Deutschland.

Weiterhin muss noch bei den rechtlichen Fragen benannt werden, dass THC ähnlich wie CBD eine medizinische Wirkung hat, die immer häufiger genutzt wird. Entsprechend erlauben es immer mehr Länder, die jeweiligen Hanfpflanzen kontrolliert anbauen zu dürfen. Auch in Deutschland gibt es dabei Fachärzte, welche in besonderen medizinischen Fällen spezielle Präparate mit einem höheren THC-Gehalt verschreiben. In diesem Fall ist aber ein Privatrezept nötig, um den jeweiligen Wirkstoff kaufen zu dürfen. Ein gutes Beispiel hierfür sind medizinische Joints, welche in Amerika etwa von Menschen genutzt werden dürfen, die medizinische Probleme mit den Augen haben. Hierbei ist es wichtig, das Rezept beziehungsweise die Erlaubnis für das Rauchen, immer bei sich zu tragen, falls man kontrolliert wird.

Der Unterschied bei der Anwendung

Selbstverständlich gibt es auch Öle, welche einen hohen Anteil von THC aufweisen und somit genutzt werden können, um den Rauschzustand zu erreichen. Im Allgemeinen ist es aber eher so, dass das Marihuana getrocknet und dann mit Tabak vermischt in einer Zigarette geraucht wird. Ebenfalls kann es auch dazu kommen, dass die getrockneten Blüten verzehrt werden. Besonders bekannt hierbei sind die „Hasch-Brownies“, bei denen das Kraut unter den Teig gemischt wird. Der CBD-Stoff wird hingegen nur als Öl verkauft. Hier gibt es zwar auch verschiedene Arten von Anwendungen, die später im Handbuch beschrieben werden, aber diese unterscheiden sich in jedem Fall von THC.

Die Vorurteile gegenüber Cannabis und Cannabidiol

Viele Personen sind der Meinung, dass es sich bei Hanf nur um eine schädliche Pflanze handelt. Dies hängt vor allem mit der Angst beziehungsweise der Sorge zusammen, welche diese Menschen mit dem Konsum von Marihuana in Verbindung bringen. Diese Personen stammen aus unterschiedlichen Gesellschaftsschichten, gehören verschiedenen Religionen an und weisen ein unterschiedliches Alter auf. Oft sind die Vorurteile gegenüber Hanf jedoch auf die Erziehung zurückzuführen. Die Eltern und Erziehungsberechtigten haben dementsprechend dafür gesorgt, dass die Personen nur das Schlechte in den Hanfpflanzen sehen und nichts oder nur wenig von ihren vielen Vorteilen wissen. In Bezug auf das THC und den starken Rauschzuständen sowie den möglichen Nebenwirkungen sind diese Vorurteile nicht von der Hand zu weisen. In Bezug auf CBD gibt es jedoch keinen Grund sich Sorgen zu machen.

In vielen Ländern, darunter auch Deutschland, hat sich das Verständnis für Hanf dabei in den letzten Jahren immer weiter positiv verändert. Es sehen immer mehr Menschen nicht nur ein schlimmes suchterzeugendes Kraut, sondern vielmehr eine Nutzpflanze, welche den Menschen helfen kann. Viele Konsumenten führen dabei an, dass die Verwendung von THC in der richtigen Menge nicht wirklich schlimmer als Alkohol ausfällt, welches in Deutschland entsprechend ab dem richtigen Alter legal ist.

Wichtig für alle Leser von diesem Handbuch ist zu beachten, dass die Vorurteile gegenüber CBD vollkommen unbegründet sind und du dir keine Sorgen bei der Verwendung machen musst.

CBD oder THC welches ist besser

Gesundheitlich gesehen ist auf jeden Fall das CBD-Öl vorzuziehen, da dies eine starke Wirkung auf den menschlichen Körper hat und bei vielen Krankheiten beziehungsweise unterschiedlichen Leiden helfen kann. THC hat hingegen noch mit einigen Nebenwirkungen zu kämpfen, die den Konsum nicht für alle sinnvoll macht.

Experten geben jedoch immer wieder an, dass es sich bei Cannabidiol und THC nicht unbedingt um zwei Gegensätze handeln muss. Diese können durchaus auch als machtvolles Paar gesehen werden. In diesem Fall ist davon auszugehen, dass CBD und THC in einigen Fällen besonders gut zusammenarbeiten und synergistisch wirken. Hierbei kann davon ausgegangen werden, dass die Eigenschaften des einen Stoffes die heilenden Effekte des anderen potenzieren und andersherum. Darüber hinaus ist zu beachten, dass CBD die unerwünschten Nebeneffekte von THC abmildern kann. Ein sehr gutes Beispiel sind hierbei die bereits benannten Angstzustände, welche deutlich abgemildert werden können. Entsprechend dieser Erkenntnisse ist es kein Wunder, dass das CBD-Öl einen kleinen Teil THC enthält, um dessen Wirkung zu unterstützen.

Gibt es einen Unterschied zwischen dem CBD aus Hanf und demjenigen aus Marihuana?

Es muss beachtet werden, dass je nach der Legalisierung von Marihuana mitunter andere Pflanzenteile für die Gewinnung von dem CBD-Öl genutzt werden. Hierbei als Unterschied zu benennen ist Cannabis mit hohem oder geringem Harzgehalt. Allgemein kann dabei gesagt werden, dass das CBD aus Marihuana schneller gewonnen werden kann. Demzufolge wird eine kleinere

Menge der Pflanzen benötigt, um eine ausreichende Menge des Öls zu erzeugen. Hinzu kommt, dass der Gehalt von CBD hier meist entsprechend höher ausfällt. Sollte für die Herstellung hingegen nur der Industriehanf genutzt werden, ist es nötig eine entsprechend große Menge der Pflanzen zu verarbeiten, um das Öl zu erhalten. Zudem hat dieses einen geringeren Cannabinoidgehalt.

Kapitel 4
die religiöse und esoterische Bedeutung von Cannabis

Es ist sicherlich wenig überraschend, dass vor allem der bewusstseinsverändernde Aspekt der Pflanzen in vielen Religionen und Glaubensrichtungen auf der Welt eine wichtige Rolle spielt. Die spirituelle und religiöse Anwendung steht vor allem damit in Verbindung, dass auf diese Weise tiefe Einsichten und ein besseres Verständnis möglich sein sollen. Auf der Suche nach dem Sinn und der Bedeutung des Lebens hat die Menschheit schon immer Hilfsmittel genutzt, um die „Erleuchtung" zu erlangen. Dies ist auch heute nicht anders, somit kommt Cannabis zusammen mit bestimmten Pilzen oder auch heiligen Kakteen zum Einsatz, um diese Fragen zu beantworten. Nachfolgend werden einige Glaubensrichtungen vorgestellt, welche Cannabis verwenden.

Cannabis im Taoismus

Hierbei handelt es sich um ein altes chinesisches Glaubenssystem, welches aus dem 4. Jahrhundert vor Christus stammt. Somit handelt es sich um eine der ältesten Beispiele für die spirituelle Verwendung von Cannabis. Im Taoismus steht vor allem das Gleichgewicht der Dinge im Vordergrund, was mit dem berühmten „Ying-und-Yang-Symbol" symbolisiert wird. In Riten dieser Religion wurden beispielsweise Räucherstäbchen aus Cannabis eingesetzt, um somit einen Zustand der Natürlichkeit zu erreichen. Weiterhin wurde dem Kraut noch nachgesagt, dass es das Hellsehen erleichtert und die Priester dabei unterstützt, mit Geistern reden zu können.

Cannabis im Hinduismus

Bereits in der alten hinduistischen Schrift „Atharvaveda", welche vor über 3.000 Jahren verfasst wurde, war die Rede von Cannabis. Hierbei soll es sich laut dem Glauben um eine der fünf heiligen Pflanzen handeln, welche in seinen Blättern einen Engel beherbergt. Die Veden, welche den Text verfasst haben, bezeichnen das Cannabis als „Glückskraut" und „Freudenspender", das ihnen die Angst nimmt und die Sinne erfreut. Laut den Glauben des Hinduismus, wurde die Cannabispflanze von Shiva höchstpersönlich aus seinem Körper geschaffen. Das Kraut wurde somit nicht selten als „Epithet Angaja“ bezeichnet, was so viel wie „körpergeboren“ bedeutet. Experten nehmen dabei an, dass das Wort „Ganja“ aus diesem Begriff abgeleitet wurde.

Bedeutsam zu wissen ist, dass im Hinduismus drei Arten des Cannabis für die spirituellen Praktiken genutzt wurden. Erstens handelt es sich um das sogenannte Bhang, wobei es sich um ein milchiges Getränk handelt, welches auf den Cannabisblättern und der Knospe gewonnen wird. Die Einnahme von diesem religiösen Getränk gilt an entsprechenden Feiertagen als heilige Handlung. Weiterhin gibt es Charas, was als eine Art Haschisch gesehen werden kann, welches aus dem Harz der Pflanze gewonnen wird. Zum Schluss gibt es noch Ganja, welches die Blüten bezeichnet, die natürlich geraucht werden.

Cannabis im Buddhismus

Genau wie bei den hinduistischen Nachbarn, kommt der Cannabispflanze auch südlich des Himalayas eine wichtige spirituelle Bedeutung zu. Man glaubt, dass der Konsum der Pflanze das Bewusstsein bei den Zeremonien und beim Gebet erhöhen würde. Weiterhin dient das Kraut als Hilfe bei der Meditation. Wie wichtig die Cannabispflanze für Buddhisten ist, zeigt sich unter anderem daran, dass der Buddha manchmal zusammen mit Cannabisblättern abgebildet wird. Weiterhin glaubt man, dass Gautama Buddha, der Weise, welcher die Religion im 5. Jahrhundert vor Christus ins Leben gerufen hat, sich von nur einem Hanfsamen am Tag ernährt haben soll.

Cannabis im Christentum

Es gibt auch heute noch keine wirklich konkreten Beweise dafür, dass Cannabis auch im Christentum zum Einsatz kam. Die polnische Etymologin Sula Benet will jedoch Hinweise auf das Kraut im Alten Testament gefunden haben. Von großer Bedeutung hierbei zu wissen ist, dass das Alte Testament in viele verschiedene Sprachen übersetzt wurde, bis es seine heutige Form bekommen hat. Die Etymologin ist dabei der Meinung, dass bei der Übersetzung aus der griechischen Version einige Fehler gemacht wurden, was dem religiösen Text eine ganz neue Bedeutung geben würde. Besonders interessant sind dabei die Worte „Kane Bosm“, welche bisher als Kalmus übersetzt wurden. Hierbei handelt es sich um eine Pflanze, aus der Duftstoffe hergestellt wurden. Frau Benet glaubt, dass es sich bei dem Kraut nicht um Kanum, sondern um

Cannabis gehandelt hat. Sollte dies der Wahrheit entsprechen, gibt es viele Abschnitte im Alten Testament, welche über Cannabis berichten. Hierzu gehören auch Exodus, das Hohelied Salamonos und die Propheten Jesaja.

Cannabis im antiken Griechenland

Da viele Schriftstücke, aus dem antiken Griechenland überliefert wurden, kann man hier genau feststellen, wann und für welche Zwecke Cannabis verwendet wurde. Als Beispiel berichtet der griechische Historiker Herodot davon, dass Cannabis während religiöser Zeremonien genutzt wurde. In diesem Fall kamen Räucherstäbchen aus Hanf zum Einsatz, welche in passenden Behältern oder auch auf provisorischen Stativen verräuchert wurden. Auch das Verbrennen über offenem Feuer war üblich. Damit sich der Rauch hierbei nicht gleich wieder verzieht, wurden die Zeremonien in Zelten abgehalten, welche sich mit der Zeit mit dem Rauch füllten. Weiterhin wird vermutet, dass das Räucherwerk aus Cannabis auch auf Beerdigungen genutzt wurde und um böse Geister abzuhalten.

Cannabis im Heidentum

Die altnordische Mythologie überliefert, dass sich in der Cannabispflanze die Energie von Freyja befinden soll. Hierbei handelt es sich um die Göttin der Liebe, Fruchtbarkeit und Schönheit. Durch den Konsum des Krauts wurde der Göttin somit erlaubt, den Körper des Nutzers zu betreten. Besonders sinnvoll war dies bei bestimmten Zeremonien und Fruchtbarkeitsriten. Aber auch in anderer Form hatte die Hanfpflanze bei den alten Wikingern eine wichtige Bedeutung. So glaubte man zum Beispiel, dass es wichtig war, die Verstorbenen in Kleidung aus Hanf und mit Geschenken wie Hanfsamen, der Totenwelt zu übergeben. Selbst die Cannabisernte war so wichtig, dass dies ein Anlass zum Feiern war.

Cannabis im Rastafari-Glauben

Hierbei handelt es sich um eine besondere Form von Religion, welche sich nicht nur den besonderen Eigenschaften von Cannabis bedient, sondern eher direkt um dieses Kraut herum aufgebaut wurde. Seit den 1930er Jahren beschäftigt sich der Rastafarismus mit der spirituellen Verwendung von Cannabis. Der Glauben lehnt dabei nicht nur jeglichen Materialismus und

Unterdrückung ab, sondern nutzt auch das Cannabis als Spender für Lebensfreude, Entspannung und um negative Energie abzuwehren. Die Anhänger glauben dabei, dass die Pflanze sie ihrem Schöpfer „Jah" näher bringt.

Vor allem in der späteren Periode des 20. Jahrhunderts wurde die Verwendung von Cannabis durch die US-Regierung stark kontrolliert. Erst nach einem langen Gerichtsverfahren wurde den Anhängern vom Rastafari-Glauben erlaubt, das Cannabis bei religiösen Zeremonien zu verwenden. Dieses Recht wurde im „Religious Freedom and Restoration Act" von 1993 festgehalten.

Cannabis in anderen Religionen

Bisher wurde nun von Religionen und Glaubensrichtungen berichtet, welche das Cannabis mitunter schon seit tausenden Jahren verwenden. Genauso gibt es aber auch moderne Bewegungen, wie die „New Age Sekten" welche die Pflanze unter anderem als Sakrament verwenden. Als Beispiele bei den modernen Bewegungen zu benennen sind:

- Temple 420
- THC-Ministries
- Cantheismus
- Cannabis-Assembly
- Green Fairth Ministries
- First Church of Cannabis

Hierbei handelt es sich nur um die größten Gemeinschaften, es kommen dabei immer wieder neue Anhänger und ganze Glaubensrichtungen hinzu. Vor allem anzutreffen sind diese Religionen in Amerika.

Cannabis und Esoterik

In der Esoterik geht es vor allem um spirituelle Aspekte, wie das Erreichen von einem höheren Daseinszustand und das Gleichgewicht zwischen Körper und Universum. Entsprechend ist es nicht verwunderlich, dass viele Menschen zur Unterstützung von der Esoterik auch Cannabis konsumieren. Oft ist in diesem Zusammenhang die Rede von einer Einheit mit Gott oder auch mehr Frieden und Ruhe. Genauso erhoffen sich die Nutzer natürlich auch ein besseres Verständnis des Lebens. Dies spricht dafür, dass die transzendentale Wirkung von Cannabis auch heute noch von vielen Menschen geschätzt wird und nie wirklich an Bedeutung verloren hat. Heutzutage ist es aber nicht mehr überall erlaubt, das Kraut einfach konsumieren zu dürfen. Entsprechend gehen in einigen Regionen dieser Erde, diese esoterischen Bewegungen andere Wege, um die gleichen Erkenntnisse zu erreichen.

Unterstützung für Künstler

Schon seit tausenden Jahren ist bekannt, wie anspornend sich Cannabis auf die Fantasie auswirken kann. Aus diesem Grund haben sowohl früher als auch heute Künstler immer wieder gerne auf dieses Kraut zurückgegriffen, um einen besseren Zugang zur Musik, Literatur oder Kunst zu finden. Es ist nicht immer möglich genau zu bestätigen, wer Cannabis als Inspirationshilfe genutzt hat und wer nicht. Sicher ist jedoch, dass im Laufe der Jahrhunderte viele Künstler und auch Denker dieses Kraut verwendet haben, um somit leichter Ideen zu sammeln. Als Beispiel kann die Literatur aus Europa, Asien und dem Mittleren Osten benannt werden. Aber auch in der modernen Popkultur kann man die Einflüsse von Cannabis deutlich erkennen, wenn man denn weiß, worauf dabei zu achten ist.

Kapitel 5 Vorteile, Verwendung und die Verträglichkeit von CBD

Wie sollte das CBD-Öl konsumiert werden?

Besonders wichtig ist natürlich, dass du dich für die beste Art der Einnahme entscheidest, die dir auch am meisten zusagt. Heutzutage gibt es dabei 6 gängige Arten, die genutzt werden können, um das CBD-Öl einzunehmen. Hierbei handelt es sich um die folgenden Varianten:

- Orale Aufnahme
- Aufnahme durch Verdampfen
- Im Essen und Trinken
- Kapseln
- Pillen
- Äußerliche Anwendung

Diese 5 Methoden werden später in diesem Kapitel noch genauer beleuchtet.

Allgemein sollte aber erst einmal bei der Einnahme darauf geachtet werden, dass du 15 Minuten lang keine Nahrung oder auch Flüssigkeit mehr zu dir nehmen solltest, wenn du das Öl konsumiert hast. Dies ist zwar nicht zwingend notwendig, auf diese Art kannst du aber mit der bestmöglichen Wirkung rechnen. Weiterhin sollte natürlich auch noch auf die jeweilige Dosierung geachtet werden, um nicht zu viel oder zu wenig von dem Öl zu verwenden. Auch auf diesen Punkt wird noch an einer anderen Stelle im Kapitel genauer eingegangen werden.

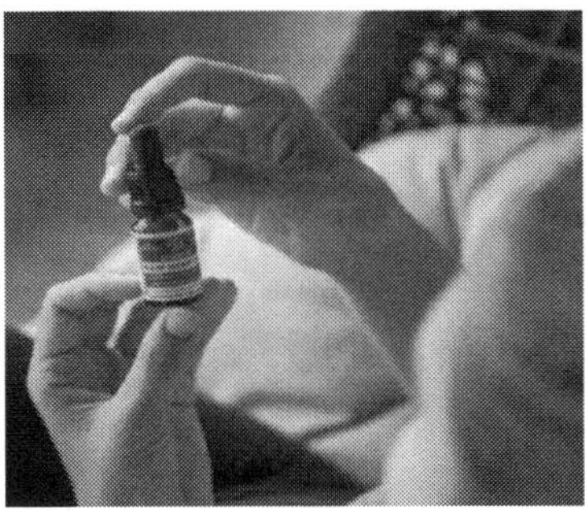

1. Die orale Aufnahme des Öls

Hierbei handelt es sich wohl um die einfachste Art der Aufnahme, indem das Öl in den Mund geträufelt wird. In den meisten Fällen besitzen die Behältnisse, in denen das Öl aufbewahrt wird, eine Art Pipette. Mit dieser sollte es dir leicht sein, ein Tropfen des Öls aufzunehmen und diesen in deinen Mund zu geben. Hierbei empfiehlt es sich vor allem, das Öl unter die Zunge zu tropfen und es erst dann zu schlucken. Natürlich kann das Öl aber auch direkt auf die Zunge gegeben werden. Durch den Umstand, dass dieses aber meist sehr bitter schmeckt, ist es schwer den Wunsch nicht nachzukommen, das Öl mit Flüssigkeit herunter zu spülen. Wenn du den bitteren Geschmack entsprechend nicht für die angegebenen 15 Minuten für die optimale Wirkung aushalten kannst, spüle am besten mit etwas Wasser oder einer anderen alkoholfreien Flüssigkeit nach. Es kann dir aber auch helfen, einfach nur den Mund auszuspülen und die Flüssigkeit nicht zu schlucken. Nach einiger Zeit solltest du dich dann an den Geschmack von dem Öl gewöhnt haben, sodass die orale Einnahme kein Problem mehr darstellt.

2. Aufnahme durch Verdampfen

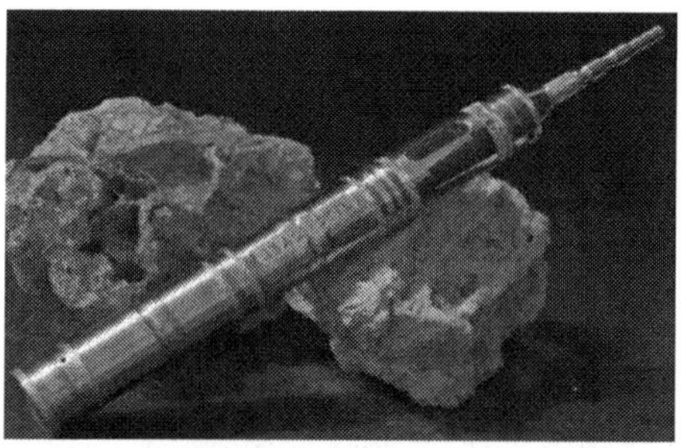

Hierbei handelt es sich wohl um die Variante, welche am ehesten an das Rauchen von einem Joint erinnert. In diesem Fall kommt aber keine normale Zigarette, sondern ein Verdampfer oder eine E-Zigarette zum Einsatz. Für das Verdampfen musst du das Öl in den Tank der Zigarette geben und diesen dann, wie bei einer gewöhnlichen Zigarette, über die Lunge inhalieren. Der Vorteil in diesem Fall ist, dass durch das Verdampfen die gewünschten Stoffe aus dem Öl gelöst und aufgenommen werden, wohingegen die schlechten Substanzen (also die Giftstoffe) verringert werden.

Besonders wichtig bei dieser Methode ist, sich genau an die jeweilige Anleitung zu halten. Der Grund ist, dass das Cannabisöl für den Konsum auf eine bestimmte Temperatur erhitzt werden muss. Mit etwas Übung sollte es aber schnell möglich sein, das Öl auf diese Art einzunehmen. Weiterhin ist noch zu beachten, dass sich diese Variante vor allem für Menschen anbietet, die das Rauchen gewöhnt sind oder selbst eine E-Zigarette besitzen. Personen, die noch nie geraucht haben, sollten hingegen besser eine der anderen vier Methoden für die Aufnahme nutzen.

3. Die Verwendung des Öls im Essen oder Trinken

Vor allem, wenn dir der Geschmack von dem Öl nicht zusagen sollte, bietet es sich an, das CBD zusammen mit etwas Essen oder Trinken zu sich zu nehmen. Hierbei ist natürlich zu beachten, dass nicht die beste Wirkung von dem Stoff erreicht werden kann, da dieses mit Essen konsumiert wird. Aber vor allem am Anfang der Behandlung ist dies eine sehr gute Möglichkeit für eine angenehmere Einnahme. Besonders einfach ist es unter anderem, einige Tropfen von dem CBD-Öl in Wasser oder Saft aufzulösen und diesen zu trinken. Weiterhin kann das Öl aber auch in anderen Gerichten zum Einsatz kommen. Besonders beliebt sind die bereits genannten Hash-Kuchen, welche in diesem Fall aber nicht mit THC, sondern mit CBD versetzt werden. Für ein typisches Rezept brauchst du folgende Zutaten:

- 100 Gramm Weizenmehl
- Prise Backpulver
- 100 Gramm braunen Zucker
- 100 Gramm weiche Butter
- 2 Eier
- 2 EL Schlagsahne
- 1 TL Vanilleextrakt
- 25 Gramm Kakao
- 5 bis 10 Tropfen CBD Öl

Diese ganzen Zutaten müssen dann einfach nur in der Reihenfolge in eine Rührschüssel gegeben und mit der Hand, oder besser einem Handrührgerät verrührt werden. Anschließend kann der Kuchenteig in eine viereckige Backform gegeben werden. Der Teig sollte dabei eine Dicke von 3 bis 5 Zentimetern aufweisen. Nun muss der Teig nur noch bei 180 Grad (Umluft) für 25 Minuten im Backofen gebacken werden. Nachdem das Backblech abgekühlt ist, können die Brownies herausgeschnitten werden, um diese dann zu verzehren.

4. Die Aufnahme in Kapselform

Auch diese Methode bietet sich für dich vor allem dann an, wenn du den Geschmack von Cannabisöl überhaupt nicht ertragen kannst. In diesem Fall sind die Kapseln mit dem Öl gefüllt und können einfach so mit einem Schluck Wasser geschluckt werden. Auf diese Weise kommen die Geschmacksknospen auf der Zunge erst gar nicht mit dem Öl in Berührung. Erst im Magen löst sich die Kapsel entsprechend auf und gibt das Öl frei. Hierbei muss aber beachtet werden, dass es einige Minuten dauern kann, bis sich die Kapsel aufgelöst hat. Es ist damit zu rechnen, dass die erwünschte Wirkung nicht sofort nach der

Einnahme eintritt. Im Allgemeinen muss mit einer Verzögerung von 5 bis 15 Minuten gerechnet werden. Neben der einfachen Einnahme muss auch noch als Vorteil benannt werden, dass die Kapseln sehr viel genauer portioniert werden können. Auf diese Weise ist es einfach möglich, immer die richtige Menge des CBD Öls aufzunehmen, um die gewünschte Wirkung zu erzielen. Letztlich kann auch noch eine einfache Lagerung der Kapseln genannt werden, was ebenfalls für diese Art der Einnahme spricht.

5. Die Verwendung von Pillen

Bei den Pillen handelt es sich um eine verträglichere Alternative zu den Kapseln. Sollten diese beispielsweise Bauchschmerzen oder Übelkeit auslösen, dann ist es sinnvoller, sich für die Pillen zu entscheiden. In der Pillenform kann das CBD-Öl nicht die Leber passieren, bevor es durch den Körper geht. Somit kann eine viel höhere Verträglichkeit erreicht werden. Darüber hinaus können auch noch die gleichen Vorteile wie bei den Kapseln erwartet werden, wie die leichte Einnahme und die unkomplizierte Lagerung. Weiterhin sollte niemals vernachlässigt werden, dass die Einnahme von Pillen gesellschaftlich viel anerkannter ist, als wenn du dir das Öl direkt auf die Zunge tropfst. Somit kann die Einnahme beispielsweise auch in Restaurants oder auf der Arbeit problemlos genutzt werden.

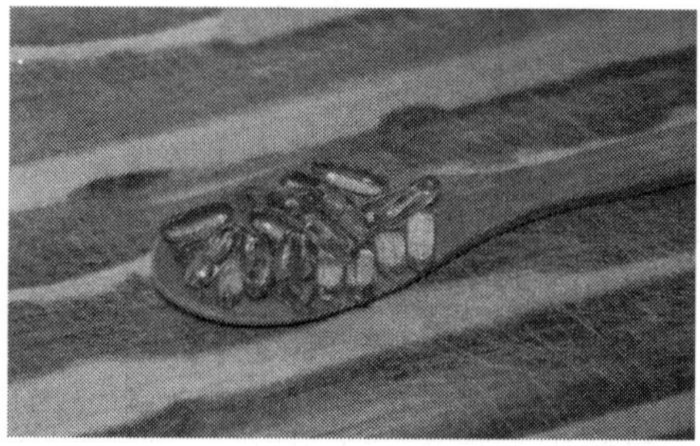

6. Die äußerliche Anwendung

Alle bis jetzt genannten Methoden für die Verwendung haben damit zu tun, dass das Öl eingenommen wird. Genauso ist es aber auch möglich, das Öl für eine äußerliche Anwendung zu nutzen. In diesem Fall kann das Präparat einfach wie eine Salbe auf die betroffene Hautregion aufgetragen werden. Anschließend ziehen die Stoffe des CBD-Öls durch die Haut in den Körper ein, um die jeweiligen Beschwerden mit ihrem Effekt zu lindern. Bei dieser Art der Anwendung ist zu beachten, dass es einige Zeit dauern kann, bis das Öl komplett eingezogen ist. Ansonsten handelt es sich in diesem Fall sicherlich um die leichteste und auch verträglichste Art der Anwendung.

7. Die Verwendung von Kristallen

Das CBD kann auch in Form von Kristallen gekauft werden. In diesem Fall wurde der Inhaltsstoff entsprechend getrocknet und kristallisiert. Ein großer Vorteil der Kristalle ist, dass diese meist eine sehr hohe Konzentration von dem Cannabinoid enthalten. Zudem können sie natürlich einfach aufbewahrt und transportiert werden. Bei der Verwendung der Kristalle geht es vor allem darum, eine Lösung herzustellen. Für diesen Zweck müssen die CBD-Kristalle beispielsweise in Wasser oder ebenfalls Öl aufgelöst werden. Auf diese Art kannst du selbst entscheiden, welche Konzentration des Inhaltsstoffes du bevorzugst und jede Lösung, deinen Wünschen anpassen. Vor allem Erstbenutzer sollten es aber auf keinen Fall übertreiben.

8. Weitere Einnahmemöglichkeiten

Neben den bereits genannten Varianten, welche hauptsächlich für CBD angeboten werden, kommen auch immer wieder neue Methoden hinzu, die in diesem sechsten Abschnitt kurz zusammengefasst werden sollten. Als Beispiel ist es möglich, sich Kaugummis kaufen zu können, welche mit dem CBD versetzt sind. Bei einigen Herstellern werden ebenfalls schon fertige Lebensmittel wie Pasta oder Kuchen angeboten, die nach kurzer Zubereitung direkt verzehrt werden können. Durch den Umstand, dass die Beliebtheit von CBD immer weiter ansteigt, ist damit zu rechnen, dass auch in Zukunft noch weitere Möglichkeiten auf den Markt kommen werden, um diesen Stoff zu konsumieren. Früher oder später sollte somit jeder für sich die beste Möglichkeit finden können.

Die Konsumierung zusammen mit anderen Personen

Es kann natürlich vorkommen, dass nicht nur du im Haushalt das CBD-Öl verwendest, um eine Linderung deiner Beschwerden zu erzielen. Sollten auch andere Personen im gleichen Haushalt das Öl nutzen, ist es sehr wichtig, dass die Einnahme streng getrennt erfolgt. Der Grund hierfür ist, dass unterschiedliche Personen beispielsweise unterschiedliche Dosierungen oder Konzentrationen des Öls benötigen. Sollte eine gemeinsame Einnahme genutzt werden, kann es dazu kommen, dass die Dosierung bei dir zu schwach oder auch zu stark ausfällt, sodass nicht die optimale Wirkung erreicht werden kann. Eine strikte Trennung des Konsums von mehreren Personen, ist in diesem Fall genau das Richtige.

Die richtige Dosierung von dem Cannabisöl

Die korrekte Dosierung ist ein besonders wichtiger Faktor, der bei der Einnahme immer beachtet werden muss. Sollte entsprechend zu wenig von dem Öl eingenommen werden, kann es dazu kommen, dass die gewünschten Effekte nicht auftreten oder zu lange auf sich warten lassen. Sollte hingegen eine zu große Menge eingenommen werden, ist der Effekt zu stark und kann vor allem am Anfang zu viel für dich sein. Weiterhin muss noch beachtet werden, dass es bei der Einnahme zu einer Unverträglichkeit kommen kann. Aus diesem Grund ist es wichtig, zuerst mit einer geringen Dosierung anzufangen und diese erst mit der Zeit zu steigern. Ein typisches Vorgehen wäre in diesem Fall jede Woche die Dosierung leicht zu steigern, bis der gewünschte Effekt eintritt. Somit ist garantiert, dass sich der Körper leichter an die psychoaktive Substanz gewöhnen kann, um die Einnahme abzuschwächen. Faktoren, von denen die Dosierung abhängig sein kann, sind vor allem der CBD-Gehalt im Öl aber auch der Nutzer oder die Nutzerin an sich. In Deutschland ist es zwar üblich Öle mit maximal 5 Prozent von CBD zu verwenden, jedoch ist es auch möglich, Präparate mit einem höheren Gehalt zu kaufen. In diesem Fall muss dann entsprechend weniger Öl für den gewünschten Effekt genutzt werden. Bei den Personen sind hingegen beispielsweise folgende Faktoren wichtig:

- Größe
- Alter
- Verträglichkeit
- Ernährung

Entsprechend können bei jedem Mann oder jeder Frau eine andere Menge des Öls, der Pillen oder Kapseln nötig sein, um den Effekt zu verspüren. Nur wenn du hierbei selbst deine Grenzen auslotest, wirst du die richtige Dosierung finden. Darüber hinaus sollte bei der Dosierung natürlich noch beachtet werden, wie lange die Einnahme von dem CBD-Öl erfolgen sollte. So wie bei jedem Medikament gilt, dass die Einnahme so lange vorgenommen werden sollte, bis die gewünschte Besserung auftritt. Hierbei ist eine tägliche Verwendung kein Problem. In einigen Fällen kann es dabei schon ausreichen, das Öl relativ regelmäßig zu verwenden, wohingegen andere Behandlungen eine dauerhafte Verwendung über mehrere Tage, Wochen, Monate oder sogar Jahre erforderlich machen. Wichtig hierbei zu wissen ist, dass es nicht schädlich für den Körper ist, wenn der natürliche Stoff länger als nötig eingenommen wird.

Wie schnell tritt die Wirkung von den Cannabinoiden ein?

Hierbei kommt es vor allem darauf an, welche Art von Einnahme genutzt wird. Bei dem Verzehr des reinen Öls über die Zunge nimmt der Körper den Stoff direkt über die Schleimhaut auf, sodass dieses direkt in das Blutkreislaufsystem übertragen wird. Somit kann bereits nach 30 Sekunden mit den ersten Wirkungen gerechnet werden. Bei den Kapseln und Pillen dauert es entsprechend länger, bis der Wirkstoff in den Körper gelangt. Nach 15 Minuten ist aber in jedem Fall garantiert, dass sich die volle Wirkung von dem CBD entfalten hat.

Ebenfalls bei der Wirkung zu beachten ist, dass die meisten Menschen Nebenwirkungen wie Übelkeit bereits sehr schnell bemerken. Hierbei kann oft schon nach den ersten Stunden festgestellt werden, ob die Verträglichkeit gewährleistet ist oder nicht. Spätestens nach 14 Tagen ist es aber möglich, sicher zu sagen, dass die Verwendung von dem CBD-Öl problemlos möglich ist, wenn bis dahin keine Nebeneffekte aufgetreten sind. Sollte es hingegen zu Nebeneffekten kommen, kann eine andere Art von Einnahme genutzt werden, um seinen Körper schonender an den Stoff zu gewöhnen.

Mit welcher Wechselwirkung muss bei der Einnahme gerechnet werden?

Bei der Wechselwirkung handelt es sich um besondere Effekte, die auftreten können, wenn CBD zusammen mit anderen Medikamenten eingenommen wird. Von großer Bedeutung hierbei zu wissen ist, dass sie erst dann auftritt, wenn eine entsprechend hohe Dosierung von dem Cannabinoid eingenommen wird. Sollte dies nicht der Fall sein, dann ist es nicht nötig, sich über die Wechselwirkungen Sorgen zu machen. Darüber hinaus ist noch zu benennen, dass diese schnell wieder nachlassen, wenn die Dosierung gesenkt oder die Einnahme von CBD komplett gestoppt wird. Dennoch kann es sinnvoll sein, seinen Arzt zu besuchen und sich hier beraten zu lassen, wenn eine entsprechende Wirkung auftreten sollte.

Der Stoff CBD wird in der Leber durch das Cytochrom-P450-Enzym abgebaut. Hierbei handelt es sich um folgende Enzyme:

- CYP2C9
- CYP2C19
- DYP3A4

Sollte nun ein Medikament eingenommen werden, welches beispielsweise ebenfalls durch das CYP2C19-Enzym abgebaut wird, dauert es dementsprechend länger, bis das Medikament vom Körper verarbeitet werden kann, wenn gleichzeitig eine größere Menge CBD eingenommen werden sollte.

Neben dem langsameren Abbau kann auch noch benannt werden, dass die jeweiligen Medikamente stärker wirken, da diese länger im Organismus verbleiben. Als Beispiel können Präparate wie der Säurehemmer Pantoprazol und Omeprazol, sowie das Neuroleptikum Risperidon und das Antiepileptikum Clobazam benannt werden.

Auf der anderen Seite können aber auch die Medikamente dazu führen, dass das CBD langsamer abgebaut wird. Hierbei vor allem zu nennen sind: Ketoconazol, Itraconazol und Ritonavir. In diesem Fall kann es dazu kommen, dass die erwünschte Wirkung abgeschwächt wird, sodass der positive Effekt von CBD nicht erreicht werden kann. Erst mit der Aufnahme einer entsprechend größeren Menge von dem Öl kann die gewünschte Wirkung wieder erreicht werden.

Letztlich ist noch zu bemerken, dass neueste Forschungen aus Japan im Bereich der Wechselwirkung herausgefunden haben, dass mehrere Pflanzen sich auf den Effekt von dem CBD-Öl auswirken. Hierbei sind vor allem alle Cannabinoide, welche THC und CBN enthalten, zu benennen. Weiterhin ist Johanniskraut erwähnenswert. Auch diese Stoffe reduzieren die Bioverfügbarkeit von CBD und sorgen somit für eine geringe Wirkung.

Es liegt dabei vor allem in der Eigenverantwortung die Beipackzettel der jeweiligen Medikamente genau durchzulesen und somit zu bestimmen, ob diese über die genannten Enzyme verfügen oder eben nicht. Sollte dies der Fall sein, musst du für dich selbst entscheiden, wie du mit diesem besonderen Fall umgehen willst.

Für wen bietet sich die Einnahme der Cannabinoiden an?

Wie bei allen Medikamenten muss berücksichtigt werden, für welche Personen das jeweilige Präparat geeignet beziehungsweise gedacht ist. Die Anwendung von CBD bietet sich dabei vor allem für erwachsene Frauen und Männer an. Diese haben die ausreichende geistige Reife, um selbst entscheiden zu können, ob sie das Hanföl nutzen möchten oder nicht. Anders sieht es bei Kindern, Jugendlichen und auch pflegebedürftigen Menschen aus. Bei den Menschen die Pflege bedürfen, kann das CBD-Öl auf jeden Fall hilfreich sein. Bei dieser Verwendung ist aber besonders auf die benannte Wechselwirkung mit anderen Medikamenten zu achten. Sollte es hierbei zu keinerlei Komplikationen kommen, kann die Einnahme einfach durchgeführt werden.

Bei Kindern und Jugendlichen sieht es im Grunde wie bei den Erwachsenen aus. Es kommt bei der Einnahme nicht zu Nebenwirkungen und es können positive Effekte erzielt werden. Da das CBD-Öl in letzter Zeit so beliebt geworden ist, entscheiden sich immer mehr Eltern dafür, das Mittel ihren

Kindern zu verabreichen. Hierbei sollte auf eine geringere Dosierung als bei den Erwachsenen geachtet werden, da der kleinere Körper die Stoffe entsprechend in kleineren Mengen abbaut. Weiterhin sollte aber auf keinen Fall vernachlässigt werden, dass es aktuell noch keine Langzeitforschungen gibt, die zu 100 Prozent bestätigen, dass CBD unbedenklich für den Körper der Kinder ist. Die Erfahrung der Eltern, Kinder und Jugendlichen, welche das Öl schon verwenden, sprechen dabei aber für sich und zeichnen ein gutes Bild des Präparats. Dennoch musst du selbst entscheiden, ob du deinem Kind das CBD-Öl geben willst oder nicht.

Weiterhin sollte noch aufgeführt werden, dass das Cannabinoid nicht nur für Menschen geeignet ist, sondern auch bei Tieren zum Einsatz kommen kann. Hierbei sind Haustiere wie Hunde oder Katzen, die durch das Öl entspannter werden besonders zu erwähnen. Das Öl kann einfach täglich unter das Hundefutter gemischt werden. Aber auch in diesem Fall ist es wie bei dem CBD-Öl für Kinder. Es gibt noch keine wirklichen Langzeitforschungen, welche die Auswirkung des Öls auf den Organismus des Tieres über mehrere Jahre beobachten. Die Erfahrung der Haustierbesitzer ist jedoch sehr positiv, sodass sich die Nutzung durchaus anbietet. Von großer Bedeutung hierbei ist, auf die richtige Dosierung zu achten.

Kann CBD in der Schwangerschaft eingenommen werden?

Frauen in der Schwangerschaft machen sich sicherlich Sorgen, ob Sie das CBD-Öl auch jetzt noch weiter nehmen können oder ob es zu Problemen mit dem ungeborenen Baby kommen kann. Es ist besonders wichtig darauf zu achten, dass es zu diesem Thema noch nicht ausreichend viele Forschungen gibt. Entsprechend gibt es aktuell weder positive noch negative Forschungsberichte bei der Einnahme von CBD in der Schwangerschaft. Erst mit der Zeit wird sich zeigen, welche Ergebnisse bei der Langzeitforschung erzielt werden können. Auf der anderen Seite gibt es hingegen schon genug Forschungen, welche sich mit der Auswirkung von THC auf das ungeborene Baby beschäftigten. In diesem Fall kann es zu Problemen bei der Entwicklung des Gehirns und des Nervensystems kommen. Da THC aber nur in einem sehr geringen Anteil im CBD-Öl vorhanden ist, wird die Einnahme in der Schwangerschaft als unbedenklich eingestuft. Vielmehr kann gesagt werden, dass das Präparat viele positive Effekte bei der Schwangerschaft mit sich bringt, welche es beispielsweise erleichtern, Schlaf zu finden oder die Heißhungerattacken zu überstehen. Das Öl ist somit durch seine Effekte für schwangere Frauen in jedem Fall sinnvoll.

Ist die Einnahme von CBD während der Schwangerschaft wirklich unbedenklich?

Wie bereits benannt, fehlen einfach Forschungsdaten um wirklich sicher sagen zu können, ob sich das CBD nicht auf das Kind auswirken wird. Dafür gibt es aber bereits viele Erfahrungsberichte von Frauen, welche CBD in der Schwangerschaft genutzt haben und dabei keine Probleme mit ihren Kindern feststellen konnten. Diese Erfahrungen ersetzen natürlich keine professionellen Forschungen, es kann aber als Anzeichen dafür gesehen werden, dass die Einnahme in der Schwangerschaft wirklich ungefährlich ist. Welche Mutter hingegen ganz sicher gehen möchte, kann auch während der Schwangerschaft und Stillzeit mit der Einnahme von CBD aufhören. Am besten ist es in diesem Fall wirklich auf offizielle Forschungsdaten zu warten, die mit Sicherheit in den nächsten Jahren folgen werden. Somit kann sichergestellt werden, ob die Einnahme unbedenklich ist oder nicht. In jedem Fall liegt es im Ermessen der Frau, ob sie das Cannabinoid einnimmt oder eben nicht.

Kapitel 6
die Wirkung und die Effekte von CBD auf den den Körper

Es kann auf jeden Fall benannt werden, dass die Anwendung vom Cannabinoid sehr vielseitig ausfällt und positive Auswirkungen auf zahlreiche gesundheitliche Aspekte hat. Entsprechend ist nicht verwunderlich, dass das Präparat bei unterschiedlichen Beschwerdebildern für die äußerliche und innerliche Anwendung genutzt wird. Von großer Bedeutung hierbei zu wissen ist, dass immer wieder neue Anwendungsmöglichkeiten von dem CBD-Öl gefunden werden, sodass die Einnahme von diesem Präparat immer sinnvoller wird. Die Anwendungsmöglichkeiten werden dabei nicht nur durch Studien bestätigt, sondern auch von den Nutzern, die dementsprechend einen positiven Effekt im jeweiligen Bereich bemerkt haben. Welche Beschwerden aktuell mit dem Cannabinoid gelindert werden können, werden umfangreich in den folgenden Abschnitten beschrieben.

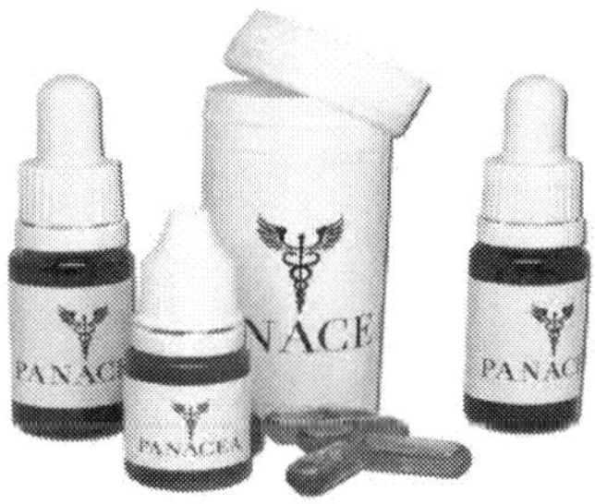

Die Verwendung bei Schlaflosigkeit und Nervosität

Viele Menschen die einen stressigen Alltag haben, leiden unter einem unruhigen Schlaf. Dies führt nicht nur zu Müdigkeit, sondern kann auch zu gesundheitlichen Problemen führen. Als Beispiel zu benennen ist, das bekannte Burn-out-Syndrom. Zudem kann sich der Körper durch den fehlenden Schlaf oft nicht richtig entspannen und ausruhen, sodass der Betroffene in der Regel nur noch unruhiger wird, was wiederum zu noch weniger Schlaf führt. Im Alltag kann es zudem zum Nachlassen der Konzentrations- und Leistungsfähigkeit kommen. Dies wirkt sich nicht nur negativ auf die Arbeit aus, sondern kann unter anderem auch im Straßenverkehr zu gefährlichen Situationen führen, wenn du etwa nicht mehr rechtzeitig bremsen kannst, weil du zu müde bist.

Solltest auch du unter diesem Problem leiden, ist CBD-Öl genau das richtige für dich. Dieses wirkt nicht einschläfernd, beruhigt aber deinen Geist, sodass du dich leichter entspannen kannst. Weiterhin sorgt das Präparat noch für einen erholsameren und tieferen Schlaf, somit wachst du in jedem Fall erholter und auch gesünder auf. Um dabei die perfekte Wirkung zu erzielen, solltest du das Öl am besten 2 Stunden vor dem Zubettgehen in einer geringeren Dosierung einnehmen. Wenn du hingegen zu viel nimmst, kann das Öl einen gegenteiligen Effekt haben.

Der Einsatz bei Depressionen, Angst- und Panikattacken

Auch in diesem Fall handelt es sich vor allem um Beschwerden des modernen Lebens, die ebenfalls zum Burn-out führen können. Hierbei ist sehr oft die Angst zu versagen, zu benennen, die im schlimmsten Fall nicht nur zu mehr Stress, sondern auch zu Depressionen führen kann. Es handelt sich hier um eine ernsthafte Erkrankung, welche die Betroffenen mitunter für Jahre quält. Bei einer entsprechend starken Depression ist es auf jeden Fall ratsam, die Hilfe von einem professionellen Psychiater in Anspruch zu nehmen. Damit es aber gar nicht erst so weit kommt, ist CBD ein sehr effektives Mittel, welches dafür sorgt, dass der Körper besser mit dem Stress umgehen kann und sich leichter entspannt. Auf diese Art kannst du ausgeglichener werden und beispielsweise Panikattacken oder Angst leichter überwinden oder komplett vermeiden. Der Vorteil ist, dass dein Bewusstsein dabei nicht beeinträchtigt wird, somit büßt du nichts von deiner Leistungsfähigkeit ein. Letztlich ist noch zu benennen, dass durch das CBD-Öl die Ausschüttung von Stresshormonen und Adrenalin unterdrückt wird.

Um hierbei den besten Effekt zu erhalten, ist eine regelmäßige Einnahme von dem Öl sehr wichtig. In diesem Fall bietet es sich unter anderem an, zweimal täglich (morgens und abends) die jeweilige Menge des Öls einzunehmen. Je nachdem wie stark dein Stress ist, kann entweder die Dosierung oder auch die Anzahl der Einnahme erhöht werden.

Die Verwendung bei Übelkeit

Die Inhaltsstoffe von CBD sorgen dafür, dass die Übelkeit unterdrückt wird. Entsprechend lohnt sich die Einnahme immer dann, wenn einen ein Übelkeitsgefühl überkommt. Weiterhin sollte nicht vernachlässigt werden, dass das Cannabinoid heutzutage oft auch als Zusatztherapie bei einer Chemo-Behandlung genutzt wird. Dieser Vorgang sorgt meist für Übelkeit bei den Betroffenen, die durch das CBD gemindert werden kann. Auf diese Art ist es den Menschen möglich, ihre Lebensqualität so gut wie möglich beizubehalten. Als Zusatztherapie muss das Öl dementsprechend auch mehrmals täglich eingenommen werden.

Das CBD-Öl gegen Entzündungen und Schmerzen

Eine hochwertige Eigenschaft des Öls ist, dass sich dieses positiv auf alle Arten von Schmerzen auswirkt. Hinzu kommt, dass Entzündungen durch die äußerliche oder innerliche Anwendung bekämpft werden können. Vor allem der Aspekt, dass das CBD-Öl beruhigend wirkt, kann helfen, die Schmerzen leichter zu ertragen. Hierbei kann das Öl im Grunde bei jeder Art von Schmerz zum Einsatz kommen, egal ob es sich beispielsweise nur um Kopfschmerzen oder auch um die Nachwirkungen einer Operation handelt.

Bei der Anwendung gegen Schmerzen und Entzündungen ist zu beachten, dass der Gehalt von dem Cannabinoid entsprechend höher ausfallen sollte, je nachdem wie stark die Beschwerden sind. Dennoch sollte vor allem ein Erstbenutzer darauf verzichten, direkt die stärkste Dosis zu verwenden. Auch kleinere Mengen können dabei schon helfen, wobei die Schmerzen aber in diesem Fall nicht vollkommen verschwinden werden.

Wie kann Fibromyalgie mit CBD behandelt werden?

Bei Fibromyalgie handelt es sich um Schmerzen in unterschiedlichen Regionen des Körpers die oft in Verbindung mit Schlafstörungen und vermehrter Erschöpfung auftreten. Genau diese Arten von Leiden werden mit dem CBD-Öl behandelt. Entsprechend können die Schmerzen gelindert und die Schlafstörungen bekämpft werden. Es ist sinnvoll, eine tägliche Einnahme zu nutzen, um die beste Wirkung erzielen zu können. Wie bereits bei den Schmerzen an sich sollte dabei wieder auf die richtige Dosis geachtet werden. Je stärker die Schmerzen sind, umso höher sollte auch der CBD-Gehalt ausfallen. Erstbenutzer sollten es jedoch ebenfalls nicht übertreiben, da eine zu hohe Dosis zu ungewollten Nebeneffekten führen kann.

Die positive Wirkung von CBD auf Arthritis und Sklerose

Hierbei handelt es sich um zwei Krankheiten, welche bei den Betroffenen starke Schmerzen auslösen können. In diesem Fall kann CBD-Öl eingenommen werden, um die Beschwerden zu lindern. Es ist besonders wichtig zu erwähnen, dass das Cannabinoid die Krankheit nicht an sich behandelt, sondern nur die Schmerzen abschwächt. Trotz der Einnahme von CBD brauchst du immer noch eine ärztliche Behandlung bei Arthritis und Sklerose. Sollte diese nicht erfolgen, kann es dazu kommen, dass die jeweiligen Beschwerden immer schlimmer werden, bis die Schmerzen von dem CBD nicht mehr bekämpft werden können.

Die Einnahme von CBD gegen Parkinson

Parkinson ist eine Erkrankung, welche immer mehr Menschen betrifft. Hierbei leiden die Betroffenen oft unter Erschütterungen und Krämpfen der Muskeln, was zu einem unkontrollierten Zittern führt. Bei einigen Personen ist das Zittern so stark, dass sie ihren Alltag nicht mehr wie gewohnt bestreiten können. Das CBD-Öl hilft dabei deutlich, dass sich die Muskeln entspannen können und somit auch das Zittern nachlässt. Bereits wenige Minuten nach der Einnahme von dem Öl ist es den Personen leichter möglich, ihre Muskeln kontrollieren zu können und sich zu entspannen. Auf YouTube gibt es dabei viele Videos, die du dir anschauen kannst und welche die Wirkung in Aktion zeigen.

Wieder muss aber beachtet werden, dass das Cannabinoid die Krankheit an sich nicht heilt, sondern nur erträglicher macht. Durch den Umstand, dass das Zittern aber so stark nachlässt oder stellenweise sogar ganz aufhört, kann den Betroffenen ein großes Stück Lebensqualität wiedergegeben werden. Besonders wichtig dabei ist natürlich eine regelmäßige Einnahme, um die Krämpfe dauerhaft zu unterdrücken.

Die Verbesserung bei Migräne

Viele Menschen leiden heutzutage unter Migräne, welche sich nicht nur in stechenden Kopfschmerzen äußert, sondern auch in Schwindelgefühlen, Punkten vor den Augen und eine Schläfrigkeit, die mitunter den ganzen Tag anhält. Neben der medikamentösen Behandlung von Migräne steigen immer mehr Menschen auf die Verwendung von CBD-Öl um. Bereits nach einer täglichen Einnahme von 3 Wochen kann eine deutliche Besserung der Beschwerden und auch der Häufigkeit der auftretenden Migräne festgestellt werden.

Zu beachten ist, dass es zwar noch keine entsprechenden Studien zu dieser Therapie gibt, es aber in einigen wenigen Fällen seit der Nutzung von CBD zu einer Verschlimmerung der Migräne kam. Wie schon genannt, handelt es sich hierbei nur um wenige Menschen, sodass der Einsatz des Öls in den meisten Fällen auf jeden Fall sinnvoll ist. Solltest du dennoch eine Verschlechterung feststellen, kann das Öl direkt abgesetzt werden, um die Migräneanfälle wieder zu lindern.

Die Behandlung von Asthma und Allergien

Die meisten Allergien entstehen durch ein geschwächtes Immunsystem, welches auch Asthma bei den betroffenen Menschen auslösen kann. Das Cannabinoid wirkt in diesem Fall nicht nur antientzündlich, sondern kann auch das Immunsystem stärken. Auf diese Weise ist es möglich, dass die Häufigkeit beziehungsweise die Stärke von Asthma-Anfällen abgeschwächt wird. Der Grund hierfür ist, dass die körpereigenen Abwehrkräfte aktiviert werden, um somit die Schübe zu reduzieren. Das Gleiche gilt bei Allergien, die ebenfalls stark abgeschwächt werden können. In einigen Fällen soll es dabei sogar schon vorgekommen sein, dass die Allergie komplett zurückgegangen ist und nicht wieder aufgetreten ist. In diesen Fällen hat es sich aber meist nur um eine leichte Art von Allergie gehandelt. Für die richtige Behandlung ist eine regelmäßige Verwendung des Öls in jedem Fall sehr wichtig. Als Beispiel kann der Heuschnupfen genannt werden, welcher vor allem im Frühling auftritt. Dementsprechend sollten die Betroffenen das Öl auch den ganzen Frühling über täglich einnehmen.

Die Therapie gegen die Nebenwirkung bei einer Krebsbehandlung

Die Krebstherapien haben mitunter umfangreiche Nebenwirkungen, unter denen die Betroffenen leiden. Besonders zu benennen sind:

- Durchfall
- Übelkeit
- Erschöpfung
- Schlaflosigkeit

Gegen diese Art von Beschwerden kann das CBD-Öl eingenommen werden. In diesem Fall wird jedoch nicht die Krebserkrankung an sich bekämpft, sondern nur die eben genannten Nebenwirkungen. Der Vorteil hierbei ist, dass die Patienten somit einen Teil ihrer Lebensqualität zurückbekommen können und ihnen die Krebstherapie leichter fällt. Durch eine positivere Einstellung ist es dann auch sicherlich einfacher, diese schwere Zeit hinter sich zu bringen.

Hilfe bei Fettleibigkeit und Übergewicht

Eines der wichtigsten Themen für viele Menschen ist sicherlich der positive Effekt von Cannabinoid auf die Gewichtsabnahme. Jeder, der schon einmal eine Diät angefangen hat, weiß wie schwer es sein kann diese auch wirklich für die nötige Zeit durchzuhalten. In diesem Fall kann das CBD-Öl als hochwertige Hilfe für Fettleibigkeit und Übergewicht genutzt werden, da es sich bei dem Stoff um eine Art Appetitzügler handelt. Zusätzlich zu erwähnen ist, dass das Öl erst einmal anregend auf das Herz-Kreislauf-System wirkt, welches bei Menschen mit starkem Übergewicht oft angeschlagen ist. Weiterhin kann das Präparat auch noch helfen, Probleme wie Essattacken oder Essstörungen in den Griff zu bekommen. Durch die Wirkung auf den Körper ist es leichter sich Süchte abgewöhnen zu können. Wirklich interessant ist jedoch der Umstand, dass das CBD eine stimulierende Eigenschaft auf den Körper hat, welcher die Zellen anregt, überschüssige Fette und Proteine abzubauen. Auch die körpereigene Fettverbrennung wird angefeuert, sodass noch mehr Fett abgebaut werden kann.

Um dabei die volle Leistung von dem CBD-Öl erreichen zu können, sollte bei der Diät am besten immer vor den drei Hauptmahlzeiten etwas von dem Öl eingenommen werden. Somit wirst du schneller satt und die Fettverbrennung fängt sofort an. Auf diese Weise kannst du bei der Diät mit Sicherheit schneller die ersten Erfolge sehen.

Das Abgewöhnen von Rauchen

Wie bereits benannt, kann das CBD helfen, Suchtverhalten zu behandeln. Auch beim Rauchen handelt es sich um eine Sucht, bei der es für viele Menschen besonders schwerfällt, diese dauerhaft aufzugeben. Eine tägliche Einnahme von dem CBD hilft den Betroffenen sich dabei, leichter entspannen zu können und die Sucht abzulegen. Auch diese Wirkung ist in Studien noch nicht wirklich erforscht worden, die Erfahrungsberichte von Rauchern sprechen aber für sich. Wichtig in diesem Fall ist es, dass das Cannabinoid natürlich nicht als Rauchmittel konsumiert werden sollte. Besser ist die Einnahme per Öl oder Tabletten. Ebenfalls ist zu beachten, dass das CBD nur bei der Raucherentwöhnung hilft und diese nicht übernimmt. Dementsprechend handelt es sich bei der Rauchentwöhnung immer noch um einen langen und schwierigen Vorgang, welcher viel Durchhaltevermögen erfordert.

Die Anwendung bei Rheuma

Eine der häufigsten Folgen von Rheuma sind verspannte Muskeln und Schmerzen in den Gelenken. Beiden Symptomen kann CBD-Öl entgegenwirken. Auf diese Weise können sich die Betroffenen wieder schmerzfreier bewegen und nach einem langen Tag leichter entspannen. Ein großer Vorteil hierbei ist, dass die Wirkung von dem Öl schnell einsetzt, sodass die Rheumaschmerzen gezielt behandelt werden können. Natürlich sollte wieder beachtet werden, dass das CBD-Öl natürlich keine Behandlung beim Arzt ersetzt, sondern das Rheuma nur erträglicher macht.

Weitere Krankheiten, welche mit CBD behandelt werden können

Neben den bereits benannten Haupterkrankungen und Beschwerden, bei deren Behandlung oder Linderung Cannabinoid durchaus sinnvoll zum Einsatz kommen kann, sind auch noch andere Krankheiten zu benennen, welche durch die Verwendung von dem Öl gelindert werden können. Folgende sind vor allem zu erwähnen:

- Hepatitis
- Nervenerkrankungen
- Arthrose
- Blutvergiftung
- Alzheimer

Auch in diesen Fällen konnten viele Nutzer schon positive Effekte feststellen, diese sind aber noch nicht durch Studien bewiesen worden. Durch den Umstand, dass CBD aber so natürlich ist und keine großen Nebenwirkungen hat, ist die Einnahme zumindest einen Versuch wert.

Die Nebenwirkungen von CBD-Öl

Es gibt keine wirklich schlimmen Nebeneffekte, welche du fürchten musst, wenn du CBD einnimmst, dennoch ist es natürlich wichtig, die Nebenwirkungen zu kennen. Weiterhin sollte noch beachtet werden, dass diese Nebeneffekte in den meisten Fällen nur in den ersten Wochen der Einnahme auftreten, solang sich der Körper noch an den neuen Inhaltsstoff gewöhnen muss. Sobald diese Eingewöhnungsphase überstanden ist, sollten auch die Nebenwirkungen abklingen.

Zuerst ist diesbezüglich zu nennen, dass CBD zu einem trockenen Mund führen kann. Hierbei handelt es sich im Grunde um keine bedenkliche Nebenwirkung, es ist nur zu beachten, dass man in diesem Fall schnell durstig ist. Entsprechend solltest du in der Anfangszeit der Einnahme immer genug Flüssigkeit zu dir nehmen.

Ein zweiter Nebeneffekt, welcher sicherlich nicht von jedem als wirkliche Nebenwirkung angesehen wird, ist der Umstand, dass man in den ersten Wochen einen dünnen Bauch bekommen kann. Der Grund hierfür ist, dass das CBD-Öl den Stoff Chlorophyll enthält. Dieser kann abführend auf den Darmtrakt wirken und diesen reinigen. Der Nachteil ist in diesem Fall natürlich, dass du öfter auf die Toilette gehen musst. Vor allem unterwegs oder auf der Arbeit kann dies störend sein. Dementsprechend sollte die Einnahme von dir angepasst werden, sodass du immer eine Toilette in deiner Nähe hast.

In einigen wenigen Fällen kann es auch zu Kopfschmerzen und Schwindel kommen. Diese Beschwerden halten meist jedoch nicht lange an oder fallen besonders stark aus. Nach der Eingewöhnungsphase musst du diese Leiden dabei nicht mehr fürchten. Sollten die Kopfschmerzen oder der Schwindel am Anfang zu stark sein, ist dies ein deutliches Symptom dafür, dass die Dosis reduziert werden muss.

Letztlich kann es noch zu Gedächtnis- und Konzentrationsproblemen kommen. In der Eingewöhnungsphase vergisst du beispielsweise schneller mal etwas oder kannst dich nicht ganz auf die aktuelle Aufgabe konzentrieren. Aus diesem Grund ist es sinnvoll, die Testphase in einen Zeitraum zu legen, indem du dich nicht mental anstrengen musst. Ein Urlaub von einer Woche ist hierfür perfekt geeignet.

Wie lässt sich die Wirkung auf den menschlichen Körper erklären?

Nur wenige andere Medikamente bieten ein so umfangreiches Wirkungsspektrum wie CBD, sodass es kein Wunder ist, dass viele Menschen nicht ganz glauben können, dass der Inhaltsstoff tatsächlich so gut ist. Medizinisch gesehen gibt es dafür aber eine ganz einfache Erklärung. Jeder Mensch verfügt über ein sogenanntes Endocannabinoid-System, welches kurz als ECS bezeichnet wird. Dieses System besteht wiederum aus verschiedenen Rezeptoren. Diese Rezeptoren sind mit anderen Verknüpfungsstellen im ganzen Körper verbunden und sorgen somit für unterschiedliche grundsätzliche Funktionen des Organismus. Beispielsweise bestimmt das ECS wie stark wir Schmerzen empfinden, wie gut unser Immunsystem funktioniert oder auch wie tief wir schlafen können. Die Inhaltsstoffe des CBD-Öls können sich entsprechend mit den Rezeptoren verbinden. Je nachdem um welche Art von Rezeptoren es sich hierbei handelt, können auf diese Art die Empfindungen von

Schmerz, das Immunsystem oder auch der Schlaf beeinflusst werden. Durch den Umstand, dass das ECS mit dem ganzen Körper verbunden ist, kann somit ein großes Wirkungsspektrum erreicht werden. Sicherlich sind bis heute noch nicht alle positiven Eigenschaften von dem Cannabinoid auf den menschlichen Körper entdeckt worden, somit kann damit gerechnet werden, dass in Zukunft noch mehr Wirkungen auftauchen werden.

Wie genau arbeiten die Cannabinoide im Endocannabinoid System?

Es gibt aktuell verschiedene Erklärungen dafür, wie genau das CBD im Körper wirkt. Für die Bekämpfung von Schmerzen und Entzündungen ist es besonders wichtig zu wissen, dass das Öl mit den sogenannten CB2 Rezeptoren im Körper interagiert. Dabei kann man sich das so vorstellen, dass sich dieser Stoff an die Rezeptoren heftet und diese somit aktiviert. Von großer Bedeutung bei diesem Vorgang ist, dass es sich bei den CB2-Rezeptoren um diejenigen handelt, welche für die Schmerzen und Entzündungsreaktionen, sowie den Abläufen im Immunsystem verantwortlich sind. Sollten diese etwa aktiviert werden, kann eine bessere Bekämpfung von den Entzündungen erwartet werden.

Weiterhin ist bei der Wirkung auf den menschlichen Körper noch zu benennen, dass das CBD offensichtlich verhindern soll, dass sogenannte Anandamide im Organismus abgebaut werden. In diesem Fall handelt es sich um Stoffe, welche die Schmerzregulierung steuern. Sollten die Anandamide entsprechend länger im Körper vorhanden sein, ohne abgebaut zu werden, können diese auch länger den Schmerz bekämpfen.

Die klinischen Studien mit Cannabidiol

Oft wurde nun schon im Handbuch erwähnt, dass es zu bestimmten Bereichen keine Forschungen gibt. Der Grund hierfür ist, dass das CBD noch ganz am Anfang steht und entsprechend erst noch ausgiebig erforscht werden muss. Natürlich arbeiten die Wissenschaftler daran, das ganze Wirkungsspektrum sowie die Vor- und Nachteile des CBD-Öls in Erfahrung zu bringen. Diese Vorgänge dauern aber eine längere Zeit, sodass du dich aktuell meist nur auf die Erfahrungen von anderen Nutzern verlassen kannst.

Die wissenschaftlichen Erkenntnisse, welche bis jetzt gewonnen werden konnten, stammen zunächst einmal aus der Tierforschung beziehungsweise aus der Untersuchung an isolierten Zellproben. Diese Forschungen haben zwar eine gewisse Aussagekraft und helfen neue Erkenntnisse zu gewinnen, für den Menschen sind die Ergebnisse aber jedoch eher zweitrangig. Aus diesem Grund lohnt es sich, einen Blick auf die klinischen Studien zu werfen. In diesem Fall wird ein bestimmter Wirkstoff an kranken und gesunden Menschen (freiwillig) getestet. Diesbezüglich wurden schon einige klinische Studien mit CBD durchgeführt, welche unter anderem gezeigt haben, dass der Wirkstoff bei den vorher genannten Krankheiten helfen kann. In anderen klinischen Studien wurde hingegen nicht nur die Wirkung von CBD getestet, sondern wie dieser Stoff zusammen mit THC für eine Heilung sorgen kann. Eine positive Wirkung wurde dabei auf folgende Krankheiten nachgewiesen:

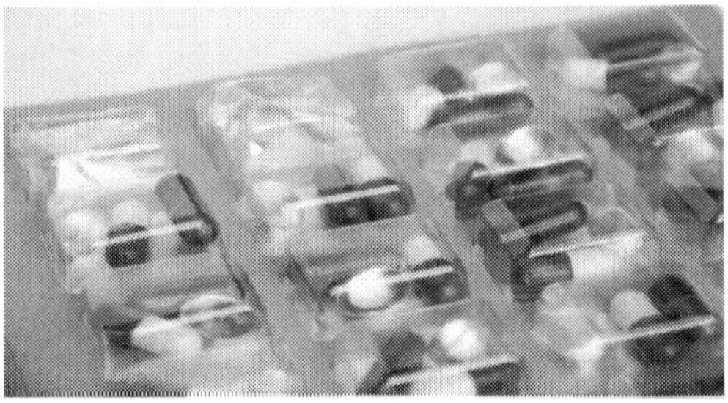

- Morbus Crohn
- Nervenschmerzen
- Krämpfe

Weitere klinische Forschungen werden natürlich auch in Zukunft folgen. Bei diesen geht es vor allem darum, die bereits genannten positiven Effekte durch die Nutzer zu bestätigen und neue Verwendungsmöglichkeiten aufzudecken.

Kapitel 7
Kauf und Lagerung von CBD

Was muss vor dem Kauf beachtet werden?

Zuerst geht es darum, vorab zu entscheiden, für welchen Verwendungszweck das Öl genutzt werden soll. Je nachdem ob du dieses direkt einnehmen willst, rauchen, beziehungsweise als Tablette schlucken möchtest, müssen natürlich verschiedene Produkte ausgesucht werden. Allgemein empfiehlt sich auf jeden Fall zuerst die direkte Einnahme des Öls, somit kannst du dich an den Geschmack gewöhnen und dann für dich die beste Einnahmeart aussuchen. Verkauft wird diese Form der Cannabinoide meist in kleinen Glasfläschchen mit einer Pipette, sodass eine Einnahme einfach möglich ist. Die Kristalle werden hingegen in einem Beutel verkauft, wohingegen sich die Liquids meist in einem Plastikbehälter befinden, der eine dünne Öffnung aufweist, um die E-Zigarette einfacher auffüllen zu können. Durch die steigende Nachfrage nach dem CBD ist es dementsprechend nicht besonders schwer, alle Arten von Cannabinoid zu erwerben, egal ob zum Rauchen oder auch Einnehmen.

Weiterhin ist auf jeden Fall noch zu beachten, welche Dosierung das CBD aufweist. In den meisten Fällen kann hierbei ein Gehalt von 5 Prozent erwartet werden. Aber auch ein Gehalt von 10, 20, 30 oder noch mehr Prozent (wie bei den CBD-Kristallen) darf in Deutschland gekauft werden. Die Dosierung sollte in diesem Fall der jeweiligen Behandlung angepasst sein. Um sich nur besser zu entspannen, reichen meist schon 5 Prozent aus. Um hingegen starke Schmerzen entgegenzuwirken, muss eine höhere Dosierung genutzt werden. Je nachdem wie hoch der CBD-Gehalt in der jeweiligen Lösung ist, muss mit einem anderen Preis gerechnet werden.

Um den Preis handelt es sich auch beim dritten Punkt, welcher beim Einkauf beachtet werden sollte. Hierbei gilt in jedem Fall, dass Qualität ihren Preis hat. Entsprechend ist es durchaus sinnvoll, sich für ein teureres Produkt zu entscheiden, bei dem die Qualität folglich auch meist besser ausfällt, als unbedingt Geld sparen zu wollen. Wie schon genannt richten sich die Preise nach dem Gehalt und natürlich auch nach der Füllmenge des Öls. Weiterhin kosten aber auch andere Arten wie die Kristalle oder das Liquid für die E-Zigaretten unterschiedlich viel. Je nach Ausführung kann eine Preisspanne von 50 bis zu 200 Euro erwartet werden. Natürlich können dabei aber auch immer wieder Sparangebote hinzukommen, durch die es möglich ist, entsprechend Geld zu sparen. Als Beispiel ist es denkbar, nicht nur ein Fläschchen mit dem

Öl kaufen zu können, sondern gleich 5 oder 6 der Produkte. In diesem Fall wird der Preis dementsprechend reduziert. Auf diese Weise erhältst du eine größere Menge des Präparats, ohne mehr Geld ausgeben zu müssen. Wer sich hierbei regelmäßig über die Preise informiert, kann entsprechend viel Geld sparen.

Ist es sinnvoll beim Kauf von CBD auf das BIO-Zertifikat zu achten?

Da es sich bei CBD um ein natürliches Produkt handelt, welches aus der Hanfpflanze gewonnen wird, ist es durchaus sinnvoll auf ein BIO-Siegel zu achten. Dieses gibt nicht nur an, dass die Pflanzen umweltfreundlich aufgezogen wurden, sondern auch, dass keine chemischen Pestizide oder auch Dünger beim Anbau zum Einsatz gekommen sind. Auf diese Weise kann garantiert werden, dass keine chemischen Stoffe ihren Weg in die Pflanzen und dann auch später in das CBD-Öl gefunden haben. Je nachdem um welche Art von Stoffen es sich handelt, kann es dazu kommen, dass diese negative Reaktionen mit sich bringen. Somit ist es sehr wichtig, dass diese nicht im fertigen Produkt vorkommen. Weiterhin sollte auch noch bei der BIO-Produktion der Cannabinoide benannt werden, dass ein schonendes Destillationsverfahren zum Einsatz kommt. Auf diese Weise kann einfach garantiert werden, dass möglichst viele der wichtigen Inhaltsstoffe in dem fertigen Öl enthalten sind.

Zu erkennen sind die BIO-Produkte natürlich vor allem an dem jeweiligen Siegel. Genauso kann es aber auch vorkommen, dass einige Artikel auf die gleiche Art hergestellt wurden, aber dieses Siegel nicht aufweisen. In einem solchen Fall ist es wichtig, die jeweilige Produktbeschreibung genau durchzulesen, um somit eine Vorstellung davon zu bekommen, ob es sich um BIO-Qualität handelt oder nicht. Auf der anderen Seite muss aber auch benannt werden, dass einige Anbieter die Bezeichnung BIO verwenden, obwohl das Öl nicht diesem Standard entspricht. In diesem Fall ist vor allem der Preis ein gutes Zeichen dafür, ob es sich wirklich um BIO handelt. Sollten die Kosten signifikant günstiger als bei anderen Angeboten sein, handelt es sich wahrscheinlich nicht um echte BIO-Produkte.

Wer großen Wert auf die Qualität des Öls legt und einen umweltfreundlichen Anbau beziehungsweise Ernte bevorzugt, der sollte auf jeden Fall BIO-CBD-Öl kaufen.

Die unterschiedlichen Anlaufstellen für den Kauf von CBD-Öl

Durch den Umstand, dass das Cannabinoid immer beliebter wird, ist es nicht verwunderlich, dass es verschiedene Anlaufstellen gibt, um dieses kaufen zu können. Welche Anlaufstellen dies sind und was dabei beachtet werden muss, klären die folgenden Textabschnitte:

Der Kauf über das Internet

Zuerst hierbei zu nennen sind die zahlreichen Online-Shops, welche das Öl anbieten. Im Netz können die Kunden dabei mit der größten Auswahl von Unternehmen und auch Produkten rechnen. Es ist hierbei besonders wichtig, sich genau zu informieren, bevor eine Bestellung durchgeführt wird. Neben der besonders großen Auswahl der Online-Shops ist natürlich noch zu nennen, dass du dich in diesem Fall zwischen 3 und 5 Werktagen gedulden musst, bis die Bestellung bei dir ankommt. Dieser Umstand macht es nötig, früh genug Nachschub zu bestellen, wenn dein Vorrat an dem CBD-Öl langsam aufgebraucht wird. Nur auf diese Art kommt es sicherlich nicht zu einer Unterbrechung bei der Einnahme. Letztlich ist noch zu benennen, dass die meisten Shops einen sicheren Versand anbieten. In diesem Fall werden die Fläschchen so verkauft, dass diese beim Transport nicht beschädigt werden. Aber auch bei anderen Formen der Cannabinoide beispielsweise als Kristalle oder Liquid ist mit einer sicheren Lieferung zu rechnen. Sollte es dennoch einmal zu einer beschädigten Lieferung kommen, kann diese bei den meisten Anbietern problemlos umgetauscht werden.

Der Erwerb über Apotheken in Deutschland

Wenn du den Kauf lieber etwas persönlicher gestalten willst, dann kannst du auch direkt eine Apotheke aufsuchen, um dir das CBD-Öl zu kaufen. Hier ist natürlich der größte Vorteil, dass du dich umfangreich beraten lassen kannst, bevor der Kauf durchgeführt wird. Dies ist vor allem dann sinnvoll, wenn du noch offene Fragen haben solltest. Auf der anderen Seite kann noch als Vorteil benannt werden, dass du in der Apotheke immer einen Ansprechpartner hast, der kontaktiert werden kann, wenn es Probleme bei dem Produkt oder auch der Einnahme gibt.

Als Nachteil muss in diesem Fall erwähnt werden, dass die Auswahl der CBD-Öle bei Weitem nicht so umfangreich ausfällt, wie im Netz. Oft ist es dabei nötig, sich auf eine oder maximal zwei Marken zu beschränken. Hierbei handelt es sich sicherlich nicht um schlechte Hersteller des Cannabidiol, aber du kannst dich nicht wie im Internet zwischen hunderten Offerten entscheiden. Außerdem ist noch zu benennen, dass es in den Apotheken dazu kommen kann, dass die jeweiligen Präparate erst noch bestellt werden müssen, wenn diese gerade nicht auf Vorrat liegen. In diesem Fall musst du dich aber meist nicht länger als einen Tag gedulden, bis du das CBD-Öl erhältst.

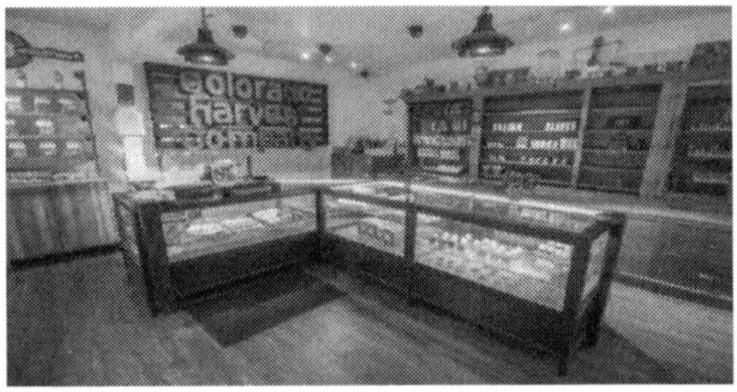

Das Kaufen in der Drogerie

Immer häufiger wird vor allem das Öl auch in der einen oder anderen Drogerie angeboten. In diesem Fall eine besonders gute Anlaufstelle ist DM, da hier fast bei jedem Standort das CBD verfügbar ist. In einem solchen Fall kannst du im Grunde mit den gleichen Vorteilen wie in den Apotheken rechnen und eine Beratung in Anspruch nehmen. Es ist aber zu beachten, dass die Beratung über DM und Co. nicht so hochwertig ausfallen wie in einer Apotheke, dennoch ist es einfach, seine Fragen klären zu können. Weiterhin ist noch als Vorteil aufzuführen, dass es über die Drogerien meist unkompliziert und direkt möglich ist, deinen Vorrat wieder auffüllen zu können, wenn dir das CBD gerade ausgeht.

Zu den Nachteilen gehört wie bei den Apotheken, dass die Auswahl klein ausfällt und mitunter andere Preise als im Internet bezahlt werden müssen.

Der Kauf von CBD im Ausland

In Deutschland ist der Kauf von CBD ohne Probleme möglich, solange der Wert von THC nicht über 0,2 Prozent liegt. Doch wie sieht es beispielsweise bei Urlaub in anderen Ländern auf der Welt aus? Es wäre sehr ärgerlich, wenn die Therapie mit CBD-Öl unterbrochen werden müsste, nur weil man im Urlaub das Präparat nicht kaufen darf. Genauso ist natürlich zu beachten, ob es legal ist, das Öl mit über die Grenze zu nehmen. Sollte dies nicht der Fall sein, kann es zu rechtlichen Konsequenzen bei der Verwendung kommen.

In einem solchen Fall ist es wichtig, genau zu wissen, in welchen Länder das Öl legal gekauft und genutzt werden darf und wo nicht. In der EU muss dabei benannt werden, dass die Gesetze von Land zu Land unterschiedlich ausfallen können. Es liegt vor allem in deiner Eigenverantwortung, dich vor Urlaubsantritt zu informieren. Über das Internet sollte dies kein Problem darstellen. Nachfolgend werden drei Beispiele anhand von Dänemark, Schweden und Belgien geboten.

Dänemark

In Dänemark und den meisten anderen Ländern in Europa wird es mit dem Hanföl so wie in Deutschland gehandelt. Solange der Anteil von THC einen bestimmten Wert nicht überschreitet, darf das Öl legal gekauft und auch genutzt werden. Wichtig in Dänemark zu wissen ist, dass die Dänen für die meisten Produkte mit CBD erst ein Rezept von ihrem Arzt benötigen. Nur wenige Artikel wie CBD-Cremes und Lippenbalsam dürfen hingegen ohne Rezept gekauft werden.

Schweden

Aktuell hat Schweden in ganz Europa die strengsten Drogengesetze, sodass man denken könnte, hier wäre das CBD verboten. Da es sich hierbei aber nicht um ein Rauschmittel handelt, bewegt sich das Öl in einer gesetzlichen Grauzone. Genauso wird das Mittel noch nicht als Medikament eingestuft, obwohl daran gearbeitet wird, CBD als Medikament zuzulassen. Entsprechend ist es in Schweden möglich, das Cannabisöl zu kaufen und auch zu verwenden. Wie lange dies aber noch der Fall sein wird, kann aktuell nicht angegeben werden, da die Gesetze jederzeit entsprechend angepasst werden können.

Belgien

In Belgien sind die Herstellung, der Vertrieb und der Kauf von Cannabisprodukten vollkommen illegal. Auch wenn es sich bei dem CBD eher um eine medizinische Substanz handelt, ist diese somit verboten. Wer also einen Urlaub in Belgien machen möchte, sollte das Öl am besten nicht mitnehmen.

Die Rechtsstellung von CBD im Rest der Welt

Wer nicht nur in Europa Urlaub machen will, sondern die ganze Welt bereisen möchte, sollte auch hier auf die Legalität von Cannabis achten. Besonders unproblematisch ist die Verwendung natürlich in Ländern, welche den Gebrauch von Freizeitmarihuana erlaubt haben. Hierbei sind vor allem zu nennen:

- Kanada
- Georgien
- Spanien
- Uruguay

Weiterhin können auch noch die Länder benannt werden, welche zumindest legalisiert haben, dass Cannabis aufgrund von medizinischer Zweckmäßigkeit konsumiert werden darf. Diese Liste ist viel länger:

- Australien
- Kanada
- Chile
- Kolumbien
- Deutschland
- Griechenland
- Israel
- Italien
- Niederlande
- Peru
- Polen
- Vereinigtes Königreich

In anderen Ländern bestehen hingegen strenge Gesetze, die dementsprechend auch den Gebrauch von CBD verbieten können. Genauso viele gibt es aber auch, wo Hanf an sich illegal, aber CBD erlaubt ist. Auch hier gilt wieder, dass man sich genau informieren sollte, bevor man mit dem Urlaub beginnt.

Mitnahme von CBD-Öl in einem Flugzeug

Es ist nicht verwunderlich, dass sich die Sicherheitsvorkehrungen in den Flugzeugen in den letzten Jahren verschärft haben. Entsprechend kann es ein Problem sein, das Cannabisöl mit auf einen Flug zu nehmen. Hierbei gilt, dass alle Flüssigkeiten in durchsichtige Fläschchen gefüllt und in einem durchsichtigen Beutel aufbewahrt werden müssen. Die Füllmenge darf dabei nicht mehr als 1 Liter betragen. Sollten diese Vorschriften nicht eingehalten werden können, ist es oft so, dass das Öl direkt am Flughafen weggeworfen werden muss oder man nicht mitfliegen darf. Besser ist es also, das Öl vor dem Flug im Gepäck zu verstauen. Leute, die hingegen unter Flugangst leiden und das Öl verwenden möchten, um diese zu bekämpfen, sollten sich genau an die Regel des jeweiligen Airports halten.

Wie kann der richtige Anbieter ausgesucht werden?

Durch den Umstand, dass immer mehr Menschen auf das Öl zurückgreifen, sehen auch immer mehr Unternehmen, wie lukrativ das Geschäft mit der Gesundheit sein kann. Es ist dabei nicht verwunderlich, dass es nicht jedem Anbieter darum geht, seinen Kunden zu helfen, sondern darum, schnell Geld zu machen. Der Kauf bei solchen Unternehmen sollte am besten vermieden werden. Doch wie erkennst du die falschen Anbieter und was ist dabei zu beachten?

Allgemein kann zuerst benannt werden, dass es die schlechten Verkäufer vor allem im Internet gibt. Apotheken und Drogeriemärkte sind hierbei fast vollkommen ausgeschlossen. Anders sieht es bei zwielichtigen Geschäften aus, die das Öl im Sortiment haben. Vor allem kleine private Läden können hier die falsche Anlaufstelle sein. Zu erkennen sind diese an einer unseriösen Aufmachung und unprofessionellen Verkäufern.

Beim Kauf über das Internet ist es zuerst wichtig, sich ein Bild der ganzen Online-Shops zu machen. Somit können diese auch einfach verglichen werden. Neben dem persönlichen Besuch der Seiten ist es sehr hilfreich, sich Erfahrungs- oder Testberichte durchzulesen. Diese wurden unter anderem von anderen Kunden oder Experten verfasst. In beiden Fällen erhältst du einen sehr guten Einblick in die Seite, ohne hier etwas kaufen zu müssen. Zu finden sind diese Berichte auf entsprechenden Test-Webseiten oder auch in Foren im Internet. Weiterhin sollten noch auf Anzeichen geachtet werden, welche dir anzeigen, dass es sich um eine unseriöse Webseite handelt. Im Folgenden werden sechs deutliche Zeichen benannt:

1. Das allgemeine Layout

Wenn schon die Gestaltung der Webseite auf dich nicht besonders seriös wirkt, dann ist dies meist ein deutliches Zeichen dafür, dass die ganze Seite an sich nicht sehr seriös ist. Vor allem Schreibfehler oder zu viel Werbung sind hierbei zu beachten.

2. Ungenaue Angaben bei Preisen und Versand

Wenn du nicht auf einen Blick direkt erkennen kannst, was die Produkte oder auch der Versand kosten, lässt dies auf eine Täuschung seitens des Herstellers schließen. Ein Kauf ist somit nicht zu empfehlen. Ähnliches gilt bei der Verfügbarkeit. Sollten hier im Kleingedruckten beispielsweise so etwas stehen wie „Versandzeit unverbindlich" kann die Lieferung viel länger als gedacht dauern. Hierbei ist es nicht unüblich, dass sich die Verkäufer mehrere Wochen für die Zustellung Zeit lassen.

3. Zahlungsarten

Ein seriöser Verkäufer verfügt in der Regel über mehrere Zahlungsarten, die alle über einen abgesicherten Kanal laufen. Wichtig für dich ist, immer auf die SSL-Verschlüsselung zu achten. Zudem sollte keine Vorauszahlung genutzt werden, wenn du den Anbieter noch nicht gut kennst. PayPal oder auch Lastschrift sind in diesem Fall die bessere Wahl.

4. Zahlung per Rechnung

Die beste Art der Zahlung ist die Rechnung. Hierbei erhältst du das CBD-Öl schon, bevor du etwas bezahlen musst. So kannst du sichergehen, dass alles seine Richtigkeit hat. Leider bieten nur wenige Online-Shops diese Art der Zahlung an. Sollte dies aber der Fall sein, handelt es sich sicher um einen seriösen Anbieter.

5. Unzulässiges Widerrufsrecht

Das gesetzliche Widerrufsrecht beträgt immer 14 Tage. Bei Nichtgefallen des Artikels, kannst du diesen somit innerhalb von 2 Wochen einfach zurückschicken. Ein Verkäufer kann diese Frist nur zu seinen Ungunsten verändern. Dies bedeutet er kann dir anstatt 14 Tage zum Beispiel 30 Tage für den Widerruf Zeit geben. Eine Verkürzung der Frist ist hingegen unzulässig und ein Zeichen für eine unseriöse Geschäftsführung.

6. Fehlendes Zertifikat

Hochwertige Online-Shops besitzen ein Zertifikat, welches angibt, dass die Anlaufstellen geprüft und für gut befunden wurden. Beispiele für solche Zertifikate sind:

- Trusted Shops
- TÜV Süd Safer Shopping
- Internet Privacy Standards
- Geprüfter Online-Shop

Hierbei ist zu beachten, dass das Zertifikat der Seite anklickbar sein muss, sodass sich dann ein Fenster öffnet, in dem angezeigt wird, wann das Siegel ausgestellt wurde. Sollte sich dementsprechend kein Zertifikat auf der Seite befinden, beziehungsweise das Siegel nicht anklickbar sein, spricht dies ebenfalls wieder für unseriöse Webseiten.

Diese sechs Punkte, die beim Kauf von CBD im Netz beachtet werden sollten, geben nur einen groben Überblick. Es kann natürlich sein, dass es sich auch dann um eine seriöse Seite handelt, wenn der Aufbau komisch ausfällt und kein Zertifikat vorhanden ist. Mitunter ist die Präsenz in diesem Fall noch nicht lange auf dem Markt und muss das Zertifikat erst noch erhalten. Wenn du jedoch auf die sechs Punkte achtest, kann sichergestellt werden, dass du keinen Betrug fürchten musst.

CBD auf Rezept – mit welcher Gesetzeslage kann gerechnet werden?

Du fragst dich nun sicher, warum du dir ein Rezept für das CBD-Öl vom Arzt ausstellen lassen sollst, wenn du das Präparat auch einfach so kaufen kannst. Der einfache Grund hierbei ist, dass du auf diese Art die Chance bekommst, dass die Kosten für das Medikament von deiner Krankenkasse übernommen werden. Durch den Umstand, dass das Öl, vor allem in einer höheren Konzentration, durchaus teuer ausfällt, kannst du auf diese Art monatlich sehr viel Geld sparen. Also kann es auf jeden Fall nicht schaden, einmal zu versuchen, das Cannabinoid auf Rezept zu erhalten.

Warum kann ich mir das CBD vom Arzt verschreiben lassen?

Seit dem Jahr 2017 ist in Deutschland das Gesetz: „Cannabis als Medizin" in Kraft getreten. Seit dieser Zeit haben Ärzte die Erlaubnis, Produkte aus der Cannabisblüte zu verschreiben, zu denen auch CBD gehört. Bevor dieses Gesetz aufkam, war es dabei noch nötig, Sondergenehmigungen zu beantragen, um die Hanfprodukte auf Rezept bekommen zu können. Außerdem wurden die Kosten für die Behandlung nicht von der Krankenkasse übernommen.

Wie kannst du dir CBD verschreiben lassen?

Auf jeden Fall ist zu beachten, dass es nicht einfach ist, ein Rezept für Cannabisöl zu erhalten. Vielmehr hat der Gesetzgeber die Freigabe der Rezepte an viele Bedingungen geknüpft. Somit ist sichergestellt, dass nur Personen, die das Öl wirklich zur Linderung von starken Leiden benötigen, dieses auch bekommen. Ein besonders häufiges Beispiel hierfür ist eine Krebserkrankung und dann auch nur bei einem bestimmten Schweregrad der Krankheit. Weiterhin kann benannt werden, dass das Öl heutzutage meist nur als „Notanker" verschrieben wird. Dies bedeutet, dass nur Personen das Präparat auf Rezept bekommen, bei denen alle anderen herkömmlichen Medikamente nicht geholfen haben. Hierbei kannst du dich einfach mal von deinem Arzt beraten lassen, ob es auch bei dir möglich wäre, das CBD auf Rezept zu bekommen. Es ist jedoch davon abzuraten immer wieder den Arzt zu wechseln, bis jemand gefunden wird, der das CBD verschreibt. Der Grund ist, dass es besonders bei schweren Erkrankungen sehr sinnvoll ist, dass nur ein Arzt die Behandlung durchführt, um das beste Ergebnis zu erzielen.

Die Kostenübernahme der Krankenkasse

Leider ist es so, dass eine automatische Kostenübernahme der Krankenkassen nicht gewährleistet ist, selbst wenn du das CBD auf Rezept verschrieben bekommst. Bei jedem Patienten wird der Fall erst einmal individuell geprüft, um somit entscheiden zu können, ob die Kasse die Kosten trägt oder nicht. Das Problem in diesem Fall ist, dass es noch keine klare Regelung bei den Krankenkassen gibt. Sollte die Zahlung durch die Krankenversicherung abgelehnt werden, hast du aber immer noch die Möglichkeit, zusammen mit deinem Arzt einen Einspruch einzulegen. Es ist sogar möglich, deinen Fall vor das Sozialgericht zu bringen. Somit kann es dazu kommen, dass die Prüfung wiederholt oder die Krankenkasse dazu verpflichtet wird, die Kosten für dich zu übernehmen. Die Chancen werden dabei immer besser, da immer mehr Ärzte die hochwertige Wirkung von CBD erkennen und diese für ihre Patienten nutzbar machen möchten.

Der Kauf von passendem Zubehör für den Konsum von CBD

Je nachdem auf welche Weise das Cannabisöl konsumiert werden soll, ist es nötig, das richtige Zubehör zu besitzen. Vor allem in diesem Fall ist die Verdampfung des Öls in einer E-Zigarette zu erwähnen. Du musst dir dementsprechend erst eine solche Zigarette zulegen. Diese können einfach über das Internet oder auch in den Fachgeschäften erworben werden. Wichtig hierbei ist, dass die Temperatur für das Verdampfen eingestellt werden kann. Gesteuert wird die Temperatur in den meisten Fällen über die Watt-Anzahl. Bedeutend hierbei ist, auch eine geringere Wattzahl wählen zu können, sodass das CBD-Liquid schonend verdampft. Weiterhin ist noch ein Punkt, dass die E-Zigarette am besten ausschließlich für den Konsum von CBD genutzt werden sollte. Auf diese Weise ist garantiert, dass sich keine Rückstände von anderen Liquiden im Tank befinden, welche die Wirkung der Cannabinoide stören könnten.

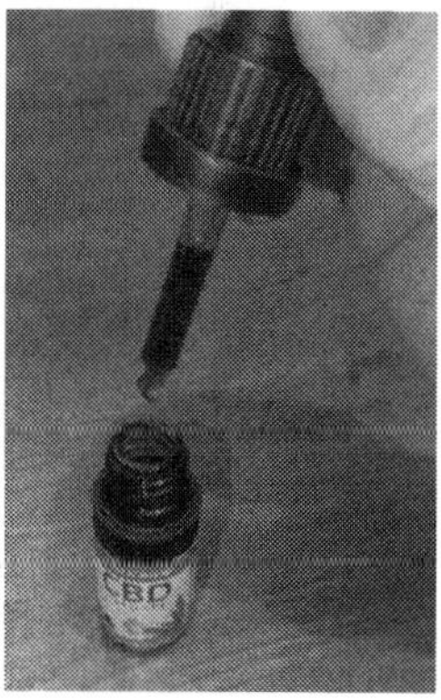

Ein anderes Zubehörprodukt, wenn dieses nicht schon direkt beim Kauf der kleinen Öl-Fläschchen enthalten ist, ist eine Pipette. Nur mit dieser kann einfach die richtige Menge für die Einnahme von dem Öl gewährleistet werden. Zudem ist es möglich, jeden Tag die gleiche Dosierung zu erhalten. Aus diesem Grund sollte auch immer die gleiche Pipette für die Dosierung genutzt werden. Bei unterschiedlichen Produkten kann es nämlich dazu kommen, dass die Menge der Tröpfchen unterschiedlich groß ist. Hierbei handelt es sich zwar nur um sehr geringe Unterschiede, diese können bei einer optimalen Behandlung aber durchaus störend sein. Zu kaufen gibt es die Pipetten in jeder Apotheke aber auch im Internet. Diesbezüglich kannst du mit geringen Preisen rechnen.

Auch andere Produkte, welche als Zubehör bezeichnet werden können, aber in jedem Haushalt vorkommen, sollten ausschließlich für die Verwendung von CBD genutzt werden. Als Beispiel zu nennen ist eine Tasse, in der unter anderem die CBD-Kristalle aufgelöst werden, um eine eigene Mischung herzustellen. Sollte diese Tasse beispielsweise auch genutzt werden, um Tee zu trinken, kann es dazu kommen, dass sich noch Reste von dem CBD in der Tasse befinden. Somit nimmt man eine Dosis zu sich, obwohl man das nicht wollte. Auch Löffel zum Umrühren oder Behälter, welche mit dem CBD in Kontakt gekommen sind, sollten für nichts anderes genutzt werden. Am besten ist es dabei sogar, die ganzen Zubehörprodukte zu markieren, sodass diese auch nicht von einem Mitbewohner oder Familienmitglied aus Versehen genutzt werden.

Die korrekte Lagerung von CBD nach dem Kauf

Es kann damit gerechnet werden, dass das CBD-Öl bereits in der richtigen Verpackung zu einem nach Hause geliefert wird. Dennoch muss auf eine passende Lagerung des Öls geachtet werden, um alle Inhalts- und Wirkstoffe bewahren zu können. Sollten diese Stoffe durch eine falsche Lagerung beschädigt werden, kann nicht mehr zu 100 Prozent die richtige Wirkung erwartet werden, was ein teures Fläschchen von CBD fast nutzlos macht. Als erster Tipp ist dabei zu erwähnen, dass es ratsam ist, sich nicht größere Mengen des Öls auf Vorrat zu kaufen. Besser ist es, die Produkte immer wieder frisch nachzubestellen. Durch den einfachen Kauf im Internet oder Geschäften sollte dies kein Problem darstellen. Weiterhin sollte darauf geachtet werden, ob der Hersteller die richtige Verpackung für das Öl wählt. In diesem Fall kommen meist verdunkelte Flaschen zum Einsatz, sodass das CBD nicht durch Sonnenlicht beeinflusst werden kann. Dennoch bedeutet dies nicht, dass man das Öl einfach auf der Fensterbank stehen lassen darf. Sollten die Hersteller hingegen eine andere Art von Fläschchen nutzen, beispielsweise eine Durchsichtiges, ist noch stärker auf die richtige Lagerung zu achten.

Wo sollte man das Cannabisöl lagern?

Bei allen natürlichen Produkten, zu denen natürlich auch das CBD gehört, ist es so, dass die Inhaltsstoffe durch drei Faktoren abgebaut werden. Hierbei handelt es sich um:

- Licht
- Luft
- Temperatur

Dementsprechend ist es wichtig, diese drei Umwelteinflüsse richtig zu kontrollieren, um den Abbau der Stoffe zu verlangsamen. Hierbei gilt, dass der Abbau nur sehr stark verlangsamt werden kann, dieser findet aber immer statt. Folglich ist eine zu lange Lagerung der Öle nicht sinnvoll, da diese früher oder später auf jeden Fall ihre Wirkstoffe verlieren.

Zuerst ist beim Licht zu nennen, dass die braunen Glasflaschen schon einen großen Teil des Sonnenlichts abfangen. Dennoch ist es sinnvoll, das Fläschchen an einem dunklen Ort wie in einem Schrank zu lagern, solange es nicht benötigt wird. Je dunkler umso besser.

Bei der Luft ist vor allem darauf zu achten, dass der Verschluss der Fläschchen richtig luftdicht verschließt. Weiterhin sollten die Flaschen nicht lange offen herumstehen. Besser ist es diese nur für die Anwendung zu öffnen und dann wieder fest zu verschließen. Der Schraubverschluss der meisten Produkte leistet hierbei gute Arbeit.

Bei den Temperaturen gilt, dass ein besonders kühler Ort für die Lagerung ausgesucht werden sollte. Diesbezüglich bietet sich vor allem der Kühlschrank an. Hier ist die Temperatur entsprechend gering und es ist die meiste Zeit dunkel. Als Alternative kann auch die Lagerung in einem Kühlen Keller genutzt werden.

Sollten diese drei Punkte eingehalten werden, ist es möglich eine durchaus lange Mindesthaltbarkeit des Öls zu erreichen, welche sogar länger ausfällt als vom Hersteller angegeben. Wie lange das Öl dabei verwendet werden darf, steht als Aufdruck auf der Flasche. Verbraucht werden sollte ein geöffnetes Fläschchen am besten in einem Zeitraum von 1 bis 3 Monaten. Sollte die Flasche hingegen nicht geöffnet und richtig gelagert werden, ist mit einer Haltbarkeit von mindestens einem Jahr zu rechnen.

Was passiert, wenn das Öl schlecht wird?

Sollte das Öl zu lange Licht, Luft oder der falschen Temperatur ausgesetzt sein, findet ein Zersetzungsprozess statt. Dieser fällt zuerst nicht auf, wird mit der Zeit aber immer deutlicher. Hierbei ist zu benennen, dass sich auf Dauer sowohl der Geschmack als auch der Geruch ändern können. Diese werden abgeschwächt, wie die jeweilige Wirkung des Produkts. Wichtig hierbei ist noch zu wissen, dass die Zersetzung nicht schädlich für den Körper ist und das Präparat immer noch wie gewohnt genutzt werden kann. Hierbei sollte aber eine höhere Dosierung genutzt werden, um den Abbau auszugleichen.

Verantwortlich für den Zerfall sind die vielen Inhaltsstoffe, welche in dem Öl enthalten sind. Es sind vor allem zu nennen:

- Mineralien
- Proteine
- Ballaststoffe
- Ungesättigte Fettsäuren
- Vitamine
- Cannabinoide

Diese Stoffe reagieren besonders empfindlich auf den Einfluss von Luft oder Temperatur und lösen sich somit schnell auf. Da diese Stoffe auch einen wichtigen Teil der Wirkung ausmachen, dürfen diese nicht verloren gehen.

Der Umtausch von CBD

Es kann natürlich dazu kommen, dass CBD bestellt wurde, welches nicht deinen Wünschen entspricht. In einem solchen Fall ist ein Umtausch kein Problem. Sollte der Kauf in Deutschland vorgenommen worden sein, besteht ein Umtauschrecht von 14 Tagen. In diesem Fall kann das Präparat einfach zurückgeschickt werden, solange es ungeöffnet ist und sich in der Originalverpackung befindet. Sollte dies nicht der Fall sein, ist der Umtausch in den meisten Fällen hingegen ausgeschlossen. Je nach Anbieter ist es möglich, sich sein Geld zurückgeben zu lassen oder auch gegen ein anderes Präparat zu tauschen, welches einem besser zusagt.

Anders sieht es aus, wenn das CBD als Medizin gekauft wurde, in diesem Fall kommt eine bestimmte Regelung zum Einsatz, welche die Medikamente als besondere Produkte deklariert. Diese können nicht einfach so ausgetauscht werden. Besonders sinnvoll ist es natürlich, sich vorher über das Umtauschrecht bei dem jeweiligen Anbieter zu informieren, wenn du dir noch nicht ganz sicher bist, welches Produkt das Richtige für dich ist.

Welche Sicherheitshinweise müssen beachtet werden?

Es müssen zwei verschiedene Punkte bei der Sicherheit von CBD beachtet werden. Zuerst zu nennen sind die Sicherheitsdatenblätter, welche auch als „Safty Data Sheets“ bezeichnet werden. Hierbei handelt es sich um ein Instrument, sicherheitsbezogene Informationen zu dem jeweiligen Stoff, der entsprechenden Lieferkette oder dem Verwender zu übermitteln. Darüber hinaus ist noch zu erwähnen, dass das Sicherheitsblatt zum Einsatz kommt, um bei der berufsmäßigen Verwendung die nötigen Daten und Umgangsempfehlungen für den Gesundheitsschutz mitzuteilen. Umgangssprachlich handelt es sich also um eine Art Beipackzettel. Zu den Informationen auf dem Blatt gehören unter anderem welche Allergene das CBD enthalten kann und welche chemischen beziehungsweise mikrobiologischen Eigenschaften zu erwarten sind. Als privater Nutzer ist es meist nicht nötig, ein solches Sicherheitsblatt durchzulesen. Der Grund ist, dass CBD vollkommen natürlich ausfällt. Anders sieht es bei Geschäften aus, die das CBD-Öl entsprechend anbieten wollen. Bei Interesse können die Sicherheitsdatenblätter einfach über das Internet angeschaut werden.

Der Zweite Punkt ist die Sicherheit nach der Einnahme des Öls. Wie schon genannt, handelt es sich hierbei um keine bewusstseinsverändernde Substanz. Dennoch kann der Körper vor allem am Anfang auf das CBD-Öl reagieren. Viele Menschen berichten von einer verstärkten Müdigkeit. Entsprechend kann es dazu kommen, dass die Konzentration leidet. Diesbezüglich ist vor allem am Anfang der Einnahme zu empfehlen, kein Auto zu fahren oder schwere Maschinen zu bedienen. Sobald sich der Körper jedoch an das CBD gewöhnt hat, sollte dies kein Problem mehr darstellen. Dies kann schon nach wenigen Tagen der Fall sein. Sollte der CBD-Gehalt aber ausreichend gering sein, dann ist mit den besprochenen Sicherheitsbedenken nicht zu rechnen.

Kapitel 8.1
CBD- und Hanfprodukte – anzuwendende Bestimmungen und rechtliche Beurteilung

in Österreich

1. Ad CBD und dessen gesundheitliche Aspekte

Für die Hanfpflanze sind zahlreiche Inhaltsstoffe nachgewiesen, u.a. rund 60 verschiedene Cannabinoide. Am bekanntesten ist THC (Tetrahydrocannabinol), das eine berauschende Wirkung verursacht.

Ein weiteres Cannabinoid der Hanfpflanze, das Cannabidiol (CBD), ist nicht psychoaktiv, löst also grundsätzlich keine Rauschzustände aus. In Ermangelung von vorliegenden Langzeitstudien sind die genauen Gesundheitsaspekte von CBD derzeit noch nicht hinreichend bekannt, in Fachkreisen wird ihm jedoch insbesondere angstlösende, nervenzellenschüzende (neuroprotektive), antipsychotische, entzündungshemmende, Brechreiz hemmende, schmerzhemmende/ heilende und muskelerschlaffende (krampflösende) Wirkung zugeschrieben.

2. Ad Beurteilung von CBD-Produkten aus suchtmittelrechtlicher Sicht

Die Erzeugung, Verarbeitung, Umwandlung, der Erwerb und Besitz von Suchtgift ist gemäß §2 Abs. 1 SV (Suchtgiftverordnung (SV), BGBl. Nr. 374/1997, iin der geltenden Fassung) grundsätzlich nur nach Maßgabe einer Bewilligung der Bundesministerin für Arbeit, Soziales, Gesundheit und Konsumentenschutz gestattet.

CBD in Reinsubstanz ist in Österreich nicht als Suchtgift definiert und unterliegt somit nicht den suchtmittelrechtlichen Vorschriften.

Cannabisextrakt gilt in Österreich gemäß Anhang I.1.a. der SV grundsätzlich als Suchtgift. Produkte aus den Blüten - und Fruchtständen von „Nutzhanfsorten" (z.B. CBD-Öle, E-Zigaretten mit Liquids, „Hanfzigaretten", etc.), die im Gemeinsamen Sortenkatalog für landwirtschaftliche Pflanzenarten gemäß Artikel 17 der Richtlinie 2002/53/EG des Rates vom 13. Juni 2002, ABl. Nr. L 193/2002 S. 1, oder in der österreichischen Sortenliste gemäß § 65 Saatgutgesetz 1997, BGBl. I Nr. 72/1997, in der geltenden Fassung, angeführt sind, sind nur dann vom Suchtmittelrecht ausgenommen, wenn ihr Gehalt an THC 0,3 %vor, während und nach dem Produktionsprozess nicht übersteigt und daraus Suchtgift in einer zum Missbrauch geeigneten Konzentration oder Menge nicht leicht oder wirtschaftlich rentabel gewonnen werden kann.

Für CBD in Reinsubstanz bzw. für Produkte aus „Nutzhanf", die unter die angeführte Ausnahmebestimmung fallen, ist eine Bewilligung der Bundesministerin für Arbeit, Soziales, Gesundheit und Konsumentenschutz zur Teilnahme am Suchtgiftverkehr nicht erforderlich.
Das Inverkehrbringen von Hanfprodukten, mit deren eindeutiger Zweckbestimmung das Verbrennen einhergeht, kann strafrechtliche Implikationen mit sich bringen, wenn im Zuge des Verbrennungsprozesses die 0,3 % THC-Grenze überschritten wird.

3. Ad Beurteilung von CBD-Produkten aus lebensmittelrechtlicher Sicht (CBD-Öle, Kosmetika, etc.)

Ein relativ neuer Trend sind Cannabinoid-haltige Extrakte, die zumeist als Nahrungsergänzungsmittel auf den Markt gebracht werden, zunehmend aber auch in Lebensmitteln wie beispielsweise Süßwaren oder Kuchen eingesetzt werden. Dank Klarstellungen, die auf Europäischer Ebene erfolgt sind, konnte nun die Einstufungsfrage geklärt werden.

Cannabinoid-haltige Extrakte, die als solche oder in Lebensmitteln -vorwiegend als Nahrungsergänzungsmittel (z. B. CBD Öl) -auf den Markt gebracht werden, sind in der Regel als neuartige Lebensmittel gemäß der Verordnung (EU) 2015/2283 über neuartige Lebensmittel zu betrachten. Als neuartig werden Lebensmittel bezeichnet, die vor dem 15. Mai 1997 nicht in nennenswertem Umfang in der Europäischen Union für den menschlichen Verzehr verwendet wurden („history of safe consumption") und in mindestens eine der in Artikel 3 Abs. 2 lit. a der o.g. Verordnung genannten Kategorien fallen. Nur zugelassene und in der Unionsliste aufgeführte neuartige Lebensmittel dürfen nach Maßgabe der in der Liste festgelegten Bedingungen und Kennzeichnungsvorschriften als solche in Verkehr gebracht oder in Lebensmitteln verwendet werden. Zurzeit liegt noch keine derartige Zulassung vor. Ein Inverkehrbringen ist damit nicht zulässig. Betreffend den Einsatz von Cannabis und daraus hergestellten Extrakten in kosmetischen Mitteln ist auf Artikel 14 Abs. 1 lit. a in Verbindung mit Anhang 2 Nr. 306 der Verordnung (EG) Nr. 1223/2009 zu verweisen. In dieser Liste von Stoffen, die in kosmetischen Mitteln verboten sind, werden natürliche und synthetische Betäubungsmittel genannt. Dies ist jeder Stoff, der in den Tabellen I und II des UN-Einheitsübereinkommens über Suchtmittel (ESK 1961) aufgezählt ist, somit auch Cannabis und daraus hergestellte Extrakte. Ein Inverkehrbringen ist damit nicht zulässig.

4. Ad CBD-Produkte aus arzneimittelrechtlicher Sicht

Sowohl das AMG (Arzneimittelgesetz (AMG), BGBl. Nr. 185/1983, in der geltenden Fassung) als auch die dem AMG zugrundeliegende Richtlinie 2001/83 (Richtlinie 2001/83/EG des Europäischen Parlaments und des Rates vom 6 November 2001 zur Schaffung eines Gemeinschaftskodexes für Humanarzneimittel) unterscheiden bei der Abgrenzung, ob ein Produkt ein Arzneimittel sein kann, grundsätzlich zwischen Funktionsarzneimittel und Präsentationsarzneimittel.

Gestützt auf einschlägiger EUGH-Judikatur handelt es sich um ein Funktionsarzneimittel, wenn dieses eine signifikante Beeinflussung der menschlichen physiologischen Funktionen durch eine pharmakologische Wirkung in Verbindung mit der Vorbeugung oder Heilung einer Krankheit bzw. einem medizinisch-therapeutischen Nutzen steht, wobei die therapeutische Wirksamkeit wissenschaftlich nachzuweisen ist (Rs. C-358/13, Rs. C-181/14).

Die in einer aktuellen PubMed-Recherche gefundenen publizierten Daten zur Anwendung von CBD reichen jedoch für die Beurteilung einer therapeutischen Wirksamkeit nicht aus. Somit kann eine der menschlichen Gesundheit unmittelbar oder mittelbar zuträgliche Wirkung derzeit nicht beurteilt werden und damit keine Einstufung von CBD als Funktionsarzneimittel erfolgen.

Eine Einstufung von CBD-Produkten als Präsentationsarzneimittelaufgrund krankheitsbezogener Aussagen des Produktes ist unabhängig von einer Einstufung des Produktes als Funktionsarzneimittel zu bewerten. Wie schon bisher sieht das BASG CBD-Produkte die entsprechend als Mittel mit Eigenschaften zur Heilung oder zur Linderung oder zur Verhütung menschlicher oder tierischer Krankheiten oder krankhafter Beschwerden ausgelobt werden als Präsentationsarzneimittel. Bei Kenntnis einer entsprechenden Auslobung wird das BASG amtswegig tätig und startet ein Ermittlungsverfahren.

5. Ad Beurteilung von CBD-Produkten aus tabakrechtlicher Sicht („Hanfzigaretten“, CBD-Liquids, etc.)

5.1. Ad (Un-)Zulässigkeit von Tabak- und verwandten Erzeugnissen mit CBD bzw. Hanf

Derzeit werden vermehrt Tabak- und verwandte Erzeugnisse mit CBD bzw. Hanf in Form von „Hanfzigaretten“, E-Zigaretten mit CBD-Liquids, usw. in Verkehr gebracht.

Das Inverkehrbringen von Tabakerzeugnissen und nikotinhaltigen E-Zigaretten bzw. Liquids mit Vitaminen oder sonstigen Zusatzstoffen, die den Eindruck erwecken, dass diese Produkte einen gesundheitlichen Nutzen hätten, oder geringere Gesundheitsrisiken bergen sind gem. § 8b Abs.2 Z 1 und § 10b Abs. 7 Z 3 TNRSG (Tabak- und Nichtraucherinnen- bzw. Nichtraucherschutzgesetz (TNRSG), BGBl. Nr. 431/1995, in der geltenden Fassung) bzw. Art. 7 Abs. 6 lit. a und Art. 20 Abs. 3 lit. c TPD II (Richtlinie 2014/40/EU zur Angleichung der Rechts- und Verwaltungsvorschriften der Mitgliedstaaten über die Herstellung, die Aufmachung und den Verkauf von Tabakerzeugnissen und verwandten Erzeugnissen und zur Aufhebung der Richtlinie 2001/37/EG(TPD II) ausdrücklich verboten.

Der Hintergrund dieser Bestimmung ist v.a. jener, dass bestimmte Zusatzstoffe beim Konsumenten den Anschein erwecken könnten/sollen, dass der Konsum eines Tabak- oder verwandten Erzeugnisses einen gesundheitlichen Nutzen hat und weniger Risiken für die Gesundheit birgt. Diese Zusatzstoffe sollten verboten werden, um die Einheitlichkeit der Vorschriften in der Union sowie ein hohes Niveau an Gesundheitsschutz zu gewährleisten (siehe dazu Erwägungsgrund 18 der TPD II).

Wie bereits unter Punkt 1. ausgeführt wird CBD eine angstlösende, nervenzellenschützende (neuroprotektive), antipsychotische, entzündungshemmende, Brechreiz hemmende und muskelerschlaffende (krampflösende) Wirkung, etc. zugeschrieben, weshalb CBD aus ho. Sicht zumindest den Anschein erweckt, einen gesundheitlichen Nutzen für den Menschen zu haben. Demnach sind Tabakerzeugnisse und nikotinhaltige E-Zigaretten bzw. Liquids mit CBD(z.B. Zigaretten mit Tabak und Hanf, E-Zigaretten mit nikotinhaltigen CBD-Liquid, etc.), bei entsprechender Auslegung der o.a. Bestimmung nicht zulässig.

5.2. Ad Berücksichtigung der 0,3 % THC-Grenze

Aktuelle Analyseergebnisse der AGES sowie einschlägige Studien belegen, dass sich beim Erhitzen bzw. beim Konsum von Tabak- oder verwandten Erzeugnissen THC-Säure (THCa) in THC umwandelt, sich somit während des Konsums der THC-Gehalt teilweise erheblich erhöht und dabei die 0,3 % THC-Grenze mitunter überschritten wird. Die Überschreitung der 0,3 % THC-Grenze ist suchtmittelrechtlich unzulässig.

Die zwingend einzuhaltende THC-Grenze von 0,3 % ist aus Sicht des BMASGK im tabakrechtlichen Kontext dahingehend auszulegen, als diese nur dann als unterschritten gilt, wenn der THC-Gehalt auch nach einer im Zuge des Verbrennungsprozesses erfolgten Umwandlung von THCa in THC die 0,3% nicht übersteigt.

5.3. Ad Vorgehensweise bei Verwaltungsübertretungen gem. TNRSG

Tabak- und verwandte Erzeugnisse mit CBD/Hanf, die den gesetzlichen Anforderungen des TNRSG nicht entsprechen, sind bei der örtlich zuständigen Bezirksverwaltungsbehörde zur Anzeige zu bringen. Diese hat –gegebenenfalls auf Grundlage eines amtlichen Kontroll- und Untersuchungszeugnisses der AGES –ein diesbezügliches Verwaltungsstrafverfahren gemäß § 14 TNRSG durchzuführen.

6.Kontaktdaten des BMASGK Bei Rückfragen zu

- Punkt 2. wenden Sie sich bitte an: suchtmittel@sozialministerium.at
- Punkt 3. wenden Sie sich bitte an: novelfood@sozialministerium.at
- Punkt 4. wenden Sie sich bitte an: Begutachtungen.II/A/4@sozialministerium.at
- Punkt 5. wenden Sie sich bitte an: ombudsstelle.nrs@sozialministerium.at

Kapitel 8.2
Gesetz über den Verkehr mit Betäubungsmitteln (Betäubungsmittelgesetz - BtMG)

BtMG

Ausfertigungsdatum: 28.07.1981

Vollzitat:

"Betäubungsmittelgesetz in der Fassung der Bekanntmachung vom 1. März 1994 (BGBl. I S. 358), das zuletzt durch Artikel 1 der Verordnung vom 2. Juli 2018 (BGBl. I S. 1078) geändert worden ist"

Stand: Neugefasst durch Bek. v. 1.3.1994 I 358;
zuletzt geändert durch Art. 1 V v. 2.7.2018 I 1075

Fußnote

(+++ Textnachweis Geltung ab: 1.8.1981 +++)
(+++ Maßgaben aufgrund EinigVtr nicht mehr anzuwenden gem. Art. 109 Nr. 4
Buchst. c DBuchst. aa G v. 8.12.2010 I 1864 mWv 15.12.2010 +++)
(+++ Amtlicher Hinweis des Normgebers auf EG-Recht:
Beachtung der
EGRL 34/98 (CELEX Nr: 398L0034)
Notifizierung der
EGRL 34/98 (CELEX Nr: 31998L0034 vgl. V v. 18.5.2015 I 723 +++)

Das Gesetz wurde als Artikel 1 des G v. 28.7.1981 I 681 vom Bundestag mit Zustimmung des Bundesrates beschlossen. Es ist am 1.1.1982 gem. Art. 7 Abs. 1 d. Gzur Neuordnung d. Betäubungsmittelrechts v. 28.7.1981 BGBl. I S. 681, 1187 in Kraft getreten.

Die Vorschriften, die zum Erlaß von Rechtsverordnungen ermächtigen, treten gem. Art. 7 Abs. 1 d. G zur Neuordnung d. Betäubungsmittelrechts v. 28.7.1981 BGBl. I S. 681, 1187 am Tag nach der Verkündung in Kraft. Das G wurde am 31.7.1981 verkündet.

Inhaltsübersicht

Erster Abschnitt
Begriffsbestimmungen

§ 1 Betäubungsmittel

(1) Betäubungsmittel im Sinne dieses Gesetzes sind die in den Anlagen I bis III aufgeführten Stoffe und Zubereitungen.

(2) Die Bundesregierung wird ermächtigt, nach Anhörung von Sachverständigen durch Rechtsverordnung mit Zustimmung des Bundesrates die Anlagen I bis III zu ändern oder zu ergänzen, wenn dies

1. nach wissenschaftlicher Erkenntnis wegen der Wirkungsweise eines Stoffes, vor allem im Hinblick auf das Hervorrufen einer Abhängigkeit,
2. wegen der Möglichkeit, aus einem Stoff oder unter Verwendung eines Stoffes Betäubungsmittel herstellen zu können, oder
3. zur Sicherheit oder zur Kontrolle des Verkehrs mit Betäubungsmitteln oder anderen Stoffen oder Zubereitungen wegen des Ausmaßes der mißbräuchlichen Verwendung und wegen der unmittelbaren oder mittelbaren Gefährdung der Gesundheit

erforderlich ist. In der Rechtsverordnung nach Satz 1 können einzelne Stoffe oder Zubereitungen ganz oder teilweise von der Anwendung dieses Gesetzes oder einer auf Grund dieses Gesetzes erlassenen Rechtsverordnung ausgenommen werden, soweit die Sicherheit und die Kontrolle des Betäubungsmittelverkehrs gewährleistet bleiben.

(3) Das Bundesministerium für Gesundheit wird ermächtigt in dringenden Fällen zur Sicherheit oder zur Kontrolle des Betäubungsmittelverkehrs durch Rechtsverordnung ohne Zustimmung des Bundesrates Stoffe und Zubereitungen, die nicht Arzneimittel sind, in die Anlagen I bis III aufzunehmen, wenn dies wegen des Ausmaßes der mißbräuchlichen Verwendung und wegen der unmittelbaren oder mittelbaren Gefährdung der Gesundheit erforderlich ist. Eine auf der Grundlage dieser Vorschrift erlassene Verordnung tritt nach Ablauf eines Jahres außer Kraft.

(4) Das Bundesministerium für Gesundheit (Bundesministerium) wird ermächtigt, durch Rechtsverordnung ohne Zustimmung des Bundesrates die Anlagen I bis III oder die auf Grund dieses Gesetzes erlassenen Rechtsverordnungen zu ändern, soweit das auf Grund von Änderungen der Anhänge zu dem Einheits-Übereinkommen von 1961 über Suchtstoffe in der Fassung der Bekanntmachung vom 4. Februar 1977 (BGBl. II S. 111) und dem Übereinkommen von 1971 über psychotrope Stoffe (BGBl. 1976 II S. 1477) (Internationale Suchtstoffübereinkommen) in ihrer jeweils für die Bundesrepublik Deutschland verbindlichen Fassung erforderlich ist.

§ 2 Sonstige Begriffe

(1) Im Sinne dieses Gesetzes ist

1. Stoff:
   a. chemische Elemente und chemische Verbindungen sowie deren natürlich vorkommende Gemische und Lösungen,
   b. Pflanzen, Algen, Pilze und Flechten sowie deren Teile und Bestandteile in bearbeitetem oder unbearbeitetem Zustand,
   c. Tierkörper, auch lebender Tiere, sowie Körperteile, -bestandteile und Stoffwechselprodukte von Mensch und Tier in bearbeitetem oder unbearbeitetem Zustand,
   d. Mikroorganismen einschließlich Viren sowie deren Bestandteile oder Stoffwechselprodukte;
2. Zubereitung:
   ohne Rücksicht auf ihren Aggregatzustand ein Stoffgemisch oder die Lösung eines oder mehrerer Stoffe außer den natürlich vorkommenden Gemischen und Lösungen;
3. ausgenommene Zubereitung:
   eine in den Anlagen I bis III bezeichnete Zubereitung, die von den betäubungsmittelrechtlichen Vorschriften ganz oder teilweise ausgenommen ist;

4. Herstellen:
   das Gewinnen, Anfertigen, Zubereiten, Be- oder Verarbeiten, Reinigen und Umwandeln.

(2) Der Einfuhr oder Ausfuhr eines Betäubungsmittels steht jedes sonstige Verbringen in den oder aus dem Geltungsbereich dieses Gesetzes gleich.

Zweiter Abschnitt
Erlaubnis und Erlaubnisverfahren

§ 3 Erlaubnis zum Verkehr mit Betäubungsmitteln

(1) Einer Erlaubnis des Bundesinstitutes für Arzneimittel und Medizinprodukte bedarf, wer
1. Betäubungsmittel anbauen, herstellen, mit ihnen Handel treiben, sie, ohne mit ihnen Handel zu treiben, einführen, ausführen, abgeben, veräußern, sonst in den Verkehr bringen, erwerben oder
2. ausgenommene Zubereitungen (§ 2 Abs. 1 Nr. 3) herstellen

will.

(2) Eine Erlaubnis für die in Anlage I bezeichneten Betäubungsmittel kann das Bundesinstitut für Arzneimittel und Medizinprodukte nur ausnahmsweise zu wissenschaftlichen oder anderen im öffentlichen Interesse liegenden Zwecken erteilen.

§ 4 Ausnahmen von der Erlaubnispflicht

(1) Einer Erlaubnis nach § 3 bedarf nicht, wer
1. im Rahmen des Betriebs einer öffentlichen Apotheke oder einer Krankenhausapotheke (Apotheke)
   a. in Anlage II oder III bezeichnete Betäubungsmittel oder dort ausgenommene Zubereitungen herstellt,
   b. in Anlage II oder III bezeichnete Betäubungsmittel erwirbt,
   c. in Anlage III bezeichnete Betäubungsmittel auf Grund ärztlicher, zahnärztlicher oder tierärztlicher Verschreibung abgibt,
   d. in Anlage II oder III bezeichnete Betäubungsmittel an Inhaber einer Erlaubnis zum Erwerb dieser Betäubungsmittel zurückgibt oder an den Nachfolger im Betrieb der Apotheke abgibt,
   e. in Anlage I, II oder III bezeichnete Betäubungsmittel zur Untersuchung, zur Weiterleitung an eine zur Untersuchung von Betäubungsmitteln berechtigte Stelle oder zur Vernichtung entgegennimmt oder
   f. in Anlage III bezeichnete Opioide in Form von Fertigarzneimitteln in transdermaler oder in transmucosaler Darreichungsform an eine Apotheke zur Deckung des nicht aufschiebbaren Betäubungsmittelbedarfs eines ambulant versorgten Palliativpatienten abgibt, wenn die empfangende Apotheke die Betäubungsmittel nicht vorrätig hat,
2. im Rahmen des Betriebs einer tierärztlichen Hausapotheke in Anlage III bezeichnete Betäubungsmittel in Form von Fertigarzneimitteln
   a. für ein von ihm behandeltes Tier miteinander, mit anderen Fertigarzneimitteln oder arzneilich nicht wirksamen Bestandteilen zum Zwecke der Anwendung durch ihn oder für die Immobilisation eines von ihm behandelten Zoo-, Wild- und Gehegetieres mischt,
   b. erwirbt,
   c. für ein von ihm behandeltes Tier oder Mischungen nach Buchstabe a für die Immobilisation eines von ihm behandelten Zoo-, Wild- und Gehegetieres abgibt oder
   d. an Inhaber der Erlaubnis zum Erwerb dieser Betäubungsmittel zurückgibt oder an den Nachfolger im Betrieb der tierärztlichen Hausapotheke abgibt,

3. in Anlage III bezeichnete Betäubungsmittel
   a. auf Grund ärztlicher, zahnärztlicher oder tierärztlicher Verschreibung,
   b. zur Anwendung an einem Tier von einer Person, die dieses Tier behandelt und eine tierärztliche Hausapotheke betreibt, oder
   c. von einem Arzt nach § 13 Absatz 1a Satz 1

   erwirbt,
4. in Anlage III bezeichnete Betäubungsmittel
   a. als Arzt, Zahnarzt oder Tierarzt im Rahmen des grenzüberschreitenden Dienstleistungsverkehrs oder
   b. auf Grund ärztlicher, zahnärztlicher oder tierärztlicher Verschreibung erworben hat und sie als Reisebedarf

   ausführt oder einführt,
5. gewerbsmäßig
   a. an der Beförderung von Betäubungsmitteln zwischen befugten Teilnehmern am Betäubungsmittelverkehr beteiligt ist oder die Lagerung und Aufbewahrung von Betäubungsmitteln im Zusammenhang mit einer solchen Beförderung oder für einen befugten Teilnehmer am Betäubungsmittelverkehr übernimmt oder
   b. die Versendung von Betäubungsmitteln zwischen befugten Teilnehmern am Betäubungsmittelverkehr durch andere besorgt oder vermittelt oder
6. in Anlage I, II oder III bezeichnete Betäubungsmittel als Proband oder Patient im Rahmen einer klinischen Prüfung oder in Härtefällen nach § 21 Absatz 2 Nummer 6 des Arzneimittelgesetzes in Verbindung mit Artikel 83 der Verordnung (EG) Nr. 726/2004 des Europäischen Parlaments und des Rates vom 31. März 2004 zur Festlegung von Gemeinschaftsverfahren für die Genehmigung und Überwachung von Human- und Tierarzneimitteln und zur Errichtung einer Europäischen Arzneimittel-Agentur (ABl. L 136 vom 30.4.2004, S. 1) erwirbt.

(2) Einer Erlaubnis nach § 3 bedürfen nicht Bundes- und Landesbehörden für den Bereich ihrer dienstlichen Tätigkeit sowie die von ihnen mit der Untersuchung von Betäubungsmitteln beauftragten Behörden.

(3) Wer nach Absatz 1 Nr. 1 und 2 keiner Erlaubnis bedarf und am Betäubungsmittelverkehr teilnehmen will, hat dies dem Bundesinstitut für Arzneimittel und Medizinprodukte zuvor anzuzeigen. Die Anzeige muß enthalten:

1. den Namen und die Anschriften des Anzeigenden sowie der Apotheke oder der tierärztlichen Hausapotheke,
2. das Ausstellungsdatum und die ausstellende Behörde der apothekenrechtlichen Erlaubnis oder der Approbation als Tierarzt und
3. das Datum des Beginns der Teilnahme am Betäubungsmittelverkehr.

Das Bundesinstitut für Arzneimittel und Medizinprodukte unterrichtet die zuständige oberste Landesbehörde unverzüglich über den Inhalt der Anzeigen, soweit sie tierärztliche Hausapotheken betreffen.

§ 5 Versagung der Erlaubnis

(1) Die Erlaubnis nach § 3 ist zu versagen, wenn

1. nicht gewährleistet ist, daß in der Betriebsstätte und, sofern weitere Betriebsstätten in nicht benachbarten Gemeinden bestehen, in jeder dieser Betriebsstätten eine Person bestellt wird, die verantwortlich ist für die Einhaltung der betäubungsmittelrechtlichen Vorschriften und der Anordnungen der Überwachungsbehörden (Verantwortlicher); der Antragsteller kann selbst die Stelle eines Verantwortlichen einnehmen,
2. der vorgesehene Verantwortliche nicht die erforderliche Sachkenntnis hat oder die ihm obliegenden Verpflichtungen nicht ständig erfüllen kann,
3. Tatsachen vorliegen, aus denen sich Bedenken gegen die Zuverlässigkeit des Verantwortlichen, des Antragstellers, seines gesetzlichen Vertreters oder bei juristischen Personen oder nicht rechtsfähigen Personenvereinigungen der nach Gesetz, Satzung oder Gesellschaftsvertrag zur Vertretung oder Geschäftsführung Berechtigten ergeben,
4. geeignete Räume, Einrichtungen und Sicherungen für die Teilnahme am Betäubungsmittelverkehr oder die Herstellung ausgenommener Zubereitungen nicht vorhanden sind,

5. die Sicherheit oder Kontrolle des Betäubungsmittelverkehrs oder der Herstellung ausgenommener Zubereitungen aus anderen als den in den Nummern 1 bis 4 genannten Gründen nicht gewährleistet ist,
6. die Art und der Zweck des beantragten Verkehrs nicht mit dem Zweck dieses Gesetzes, die notwendige medizinische Versorgung der Bevölkerung sicherzustellen, daneben aber den Mißbrauch von Betäubungsmitteln oder die mißbräuchliche Herstellung ausgenommener Zubereitungen sowie das Entstehen oder Erhalten einer Betäubungsmittelabhängigkeit soweit wie möglich auszuschließen, vereinbar ist oder
7. bei Beanstandung der vorgelegten Antragsunterlagen einem Mangel nicht innerhalb der gesetzten Frist (§ 8 Abs. 2) abgeholfen wird.

(2) Die Erlaubnis kann versagt werden, wenn sie der Durchführung der internationalen Suchtstoffübereinkommen oder Beschlüssen, Anordnungen oder Empfehlungen zwischenstaatlicher Einrichtungen der Suchtstoffkontrolle entgegensteht oder dies wegen Rechtsakten der Organe der Europäischen Union geboten ist.

§ 6 Sachkenntnis

(1) Der Nachweis der erforderlichen Sachkenntnis (§ 5 Abs. 1 Nr. 2) wird erbracht
1. im Falle des Herstellens von Betäubungsmitteln oder ausgenommenen Zubereitungen, die Arzneimittel sind, durch den Nachweis der Sachkenntnis nach § 15 Absatz 1 des Arzneimittelgesetzes,
2. im Falle des Herstellens von Betäubungsmitteln, die keine Arzneimittel sind, durch das Zeugnis über eine nach abgeschlossenem wissenschaftlichem Hochschulstudium der Biologie, der Chemie, der Pharmazie, der Human- oder der Veterinärmedizin abgelegte Prüfung und durch die Bestätigung einer mindestens einjährigen praktischen Tätigkeit in der Herstellung oder Prüfung von Betäubungsmitteln,
3. im Falle des Verwendens für wissenschaftliche Zwecke durch das Zeugnis über eine nach abgeschlossenem wissenschaftlichem Hochschulstudium der Biologie, der Chemie, der Pharmazie, der Human- oder der Veterinärmedizin abgelegte Prüfung und
4. in allen anderen Fällen durch das Zeugnis über eine abgeschlossene Berufsausbildung als Kaufmann im Groß- und Außenhandel in den Fachbereichen Chemie oder Pharma und durch die Bestätigung einer mindestens einjährigen praktischen Tätigkeit im Betäubungsmittelverkehr.

(2) Das Bundesinstitut für Arzneimittel und Medizinprodukte kann im Einzelfall von den im Absatz 1 genannten Anforderungen an die Sachkenntnis abweichen, wenn die Sicherheit und Kontrolle des Betäubungsmittelverkehrs oder der Herstellung ausgenommener Zubereitungen gewährleistet sind.

§ 7 Antrag

Der Antrag auf Erteilung einer Erlaubnis nach § 3 ist in doppelter Ausfertigung beim Bundesinstitut für Arzneimittel und Medizinprodukte zu stellen, das eine Ausfertigung der zuständigen obersten Landesbehörde übersendet. Dem Antrag müssen folgende Angaben und Unterlagen beigefügt werden:
1. die Namen, Vornamen oder die Firma und die Anschriften des Antragstellers und der Verantwortlichen,
2. für die Verantwortlichen die Nachweise über die erforderliche Sachkenntnis und Erklärungen darüber, ob und auf Grund welcher Umstände sie die ihnen obliegenden Verpflichtungen ständig erfüllen können,
3. eine Beschreibung der Lage der Betriebsstätten nach Ort (gegebenenfalls Flurbezeichnung), Straße, Hausnummer, Gebäude und Gebäudeteil sowie der Bauweise des Gebäudes,
4. eine Beschreibung der vorhandenen Sicherungen gegen die Entnahme von Betäubungsmitteln durch unbefugte Personen,
5. die Art des Betäubungsmittelverkehrs (§ 3 Abs. 1),
6. die Art und die voraussichtliche Jahresmenge der herzustellenden oder benötigten Betäubungsmittel,

7. im Falle des Herstellens (§ 2 Abs. 1 Nr. 4) von Betäubungsmitteln oder ausgenommenen Zubereitungen eine kurzgefaßte Beschreibung des Herstellungsganges unter Angabe von Art und Menge der Ausgangsstoffe oder -zubereitungen, der Zwischen- und Endprodukte, auch wenn Ausgangsstoffe oder -zubereitungen, Zwischen- oder Endprodukte keine Betäubungsmittel sind; bei nicht abgeteilten Zubereitungen zusätzlich die Gewichtsvomhundertsätze, bei abgeteilten Zubereitungen die Gewichtsmengen der je abgeteilte Form enthaltenen Betäubungsmittel und
8. im Falle des Verwendens zu wissenschaftlichen oder anderen im öffentlichen Interesse liegenden Zwecken eine Erläuterung des verfolgten Zwecks unter Bezugnahme auf einschlägige wissenschaftliche Literatur.

§ 8 Entscheidung

(1) Das Bundesinstitut für Arzneimittel und Medizinprodukte soll innerhalb von drei Monaten nach Eingang des Antrages über die Erteilung der Erlaubnis entscheiden. Es unterrichtet die zuständige oberste Landesbehörde unverzüglich über die Entscheidung.

(2) Gibt das Bundesinstitut für Arzneimittel und Medizinprodukte dem Antragsteller Gelegenheit, Mängeln des Antrages abzuhelfen, so wird die in Absatz 1 bezeichnete Frist bis zur Behebung der Mängel oder bis zum Ablauf der zur Behebung der Mängel gesetzten Frist gehemmt. Die Hemmung beginnt mit dem Tage, an dem dem Antragsteller die Aufforderung zur Behebung der Mängel zugestellt wird.

(3) Der Inhaber der Erlaubnis hat jede Änderung der in § 7 bezeichneten Angaben dem Bundesinstitut für Arzneimittel und Medizinprodukte unverzüglich mitzuteilen. Bei einer Erweiterung hinsichtlich der Art der Betäubungsmittel oder des Betäubungsmittelverkehrs sowie bei Änderungen in der Person des Erlaubnisinhabers oder der Lage der Betriebsstätten, ausgenommen innerhalb eines Gebäudes, ist eine neue Erlaubnis zu beantragen. In den anderen Fällen wird die Erlaubnis geändert. Die zuständige oberste Landesbehörde wird über die Änderung der Erlaubnis unverzüglich unterrichtet.

§ 9 Beschränkungen, Befristung, Bedingungen und Auflagen

(1) Die Erlaubnis ist zur Sicherheit und Kontrolle des Betäubungsmittelverkehrs oder der Herstellung ausgenommener Zubereitungen auf den jeweils notwendigen Umfang zu beschränken. Sie muß insbesondere regeln:

1. die Art der Betäubungsmittel und des Betäubungsmittelverkehrs,
2. die voraussichtliche Jahresmenge und den Bestand an Betäubungsmitteln,
3. die Lage der Betriebsstätten und
4. den Herstellungsgang und die dabei anfallenden Ausgangs-, Zwischen- und Endprodukte, auch wenn sie keine Betäubungsmittel sind.

(2) Die Erlaubnis kann

1. befristet, mit Bedingungen erlassen oder mit Auflagen verbunden werden oder
2. nach ihrer Erteilung hinsichtlich des Absatzes 1 Satz 2 geändert oder mit sonstigen Beschränkungen oder Auflagen versehen werden,

wenn dies zur Sicherheit oder Kontrolle des Betäubungsmittelverkehrs oder der Herstellung ausgenommener Zubereitungen erforderlich ist oder die Erlaubnis der Durchführung der internationalen Suchtstoffübereinkommen oder von Beschlüssen, Anordnungen oder Empfehlungen zwischenstaatlicher Einrichtungen der Suchtstoffkontrolle entgegensteht oder dies wegen Rechtsakten der Organe der Europäischen Union geboten ist.

§ 10 Rücknahme und Widerruf

(1) Die Erlaubnis kann auch widerrufen werden, wenn von ihr innerhalb eines Zeitraumes von zwei Kalenderjahren kein Gebrauch gemacht worden ist. Die Frist kann verlängert werden, wenn ein berechtigtes Interesse glaubhaft gemacht wird.

(2) Die zuständige oberste Landesbehörde wird über die Rücknahme oder den Widerruf der Erlaubnis unverzüglich unterrichtet.

§ 10a Erlaubnis für den Betrieb von Drogenkonsumräumen

(1) Einer Erlaubnis der zuständigen obersten Landesbehörde bedarf, wer eine Einrichtung betreiben will, in deren Räumlichkeiten Betäubungsmittelabhängigen eine Gelegenheit zum Verbrauch von mitgeführten, ärztlich nicht verschriebenen Betäubungsmitteln verschafft oder gewährt wird (Drogenkonsumraum). Eine Erlaubnis kann nur erteilt werden, wenn die Landesregierung die Voraussetzungen für die Erteilung in einer Rechtsverordnung nach Maßgabe des Absatzes 2 geregelt hat.

(2) Die Landesregierungen werden ermächtigt, durch Rechtsverordnung die Voraussetzungen für die Erteilung einer Erlaubnis nach Absatz 1 zu regeln. Die Regelungen müssen insbesondere folgende Mindeststandards für die Sicherheit und Kontrolle beim Verbrauch von Betäubungsmitteln in Drogenkonsumräumen festlegen:

1. Zweckdienliche sachliche Ausstattung der Räumlichkeiten, die als Drogenkonsumraum dienen sollen;
2. Gewährleistung einer sofort einsatzfähigen medizinischen Notfallversorgung;
3. medizinische Beratung und Hilfe zum Zwecke der Risikominderung beim Verbrauch der von Abhängigen mitgeführten Betäubungsmittel;
4. Vermittlung von weiterführenden und ausstiegsorientierten Angeboten der Beratung und Therapie;
5. Maßnahmen zur Verhinderung von Straftaten nach diesem Gesetz in Drogenkonsumräumen, abgesehen vom Besitz von Betäubungsmitteln nach § 29 Abs. 1 Satz 1 Nr. 3 zum Eigenverbrauch in geringer Menge;
6. erforderliche Formen der Zusammenarbeit mit den für die öffentliche Sicherheit und Ordnung zuständigen örtlichen Behörden, um Straftaten im unmittelbaren Umfeld der Drogenkonsumräume soweit wie möglich zu verhindern;
7. genaue Festlegung des Kreises der berechtigten Benutzer von Drogenkonsumräumen, insbesondere im Hinblick auf deren Alter, die Art der mitgeführten Betäubungsmittel sowie die geduldeten Konsummuster; offenkundige Erst- oder Gelegenheitskonsumenten sind von der Benutzung auszuschließen;
8. eine Dokumentation und Evaluation der Arbeit in den Drogenkonsumräumen;
9. ständige Anwesenheit von persönlich zuverlässigem Personal in ausreichender Zahl, das für die Erfüllung der in den Nummern 1 bis 7 genannten Anforderungen fachlich ausgebildet ist;
10. Benennung einer sachkundigen Person, die für die Einhaltung der in den Nummern 1 bis 9 genannten Anforderungen, der Auflagen der Erlaubnisbehörde sowie der Anordnungen der Überwachungsbehörde verantwortlich ist (Verantwortlicher) und die ihm obliegenden Verpflichtungen ständig erfüllen kann.

(3) Für das Erlaubnisverfahren gelten § 7 Satz 1 und 2 Nr. 1 bis 4 und 8, §§ 8, 9 Abs. 2 und § 10 entsprechend; dabei tritt an die Stelle des Bundesinstituts für Arzneimittel und Medizinprodukte jeweils die zuständige oberste Landesbehörde, an die Stelle der obersten Landesbehörde jeweils das Bundesinstitut für Arzneimittel und Medizinprodukte.

(4) Eine Erlaubnis nach Absatz 1 berechtigt das in einem Drogenkonsumraum tätige Personal nicht, eine Substanzanalyse der mitgeführten Betäubungsmittel durchzuführen oder beim unmittelbaren Verbrauch der mitgeführten Betäubungsmittel aktive Hilfe zu leisten.

Dritter Abschnitt
Pflichten im Betäubungsmittelverkehr

§ 11 Einfuhr, Ausfuhr und Durchfuhr

(1) Wer Betäubungsmittel im Einzelfall einführen oder ausführen will, bedarf dazu neben der erforderlichen Erlaubnis nach § 3 einer Genehmigung des Bundesinstitutes für Arzneimittel und Medizinprodukte. Betäubungsmittel dürfen durch den Geltungsbereich dieses Gesetzes nur unter zollamtlicher Überwachung ohne weiteren als den durch die Beförderung oder den Umschlag bedingten Aufenthalt und ohne daß das Betäubungsmittel zu irgendeinem Zeitpunkt während des Verbringens dem Durchführenden oder einer dritten Person tatsächlich zur Verfügung steht, durchgeführt werden. Ausgenommene Zubereitungen dürfen nicht in Länder ausgeführt werden, die die Einfuhr verboten haben.

(2) Die Bundesregierung wird ermächtigt, durch Rechtsverordnung ohne Zustimmung des Bundesrates das Verfahren über die Erteilung der Genehmigung zu regeln und Vorschriften über die Einfuhr, Ausfuhr und Durchfuhr zu erlassen, soweit es zur Sicherheit oder Kontrolle des Betäubungsmittelverkehrs, zur Durchführung der internationalen Suchtstoffübereinkommen oder von Rechtsakten der Organe der Europäischen Union erforderlich ist. Insbesondere können

1. 1.die Einfuhr, Ausfuhr oder Durchfuhr auf bestimmte Betäubungsmittel und Mengen beschränkt sowie in oder durch bestimmte Länder oder aus bestimmten Ländern verboten,
2. Ausnahmen von Absatz 1 für den Reiseverkehr und die Versendung von Proben im Rahmen der internationalen Zusammenarbeit zugelassen,
3. Regelungen über das Mitführen von Betäubungsmitteln durch Ärzte, Zahnärzte und Tierärzte im Rahmen des grenzüberschreitenden Dienstleistungsverkehrs getroffen und
4. Form, Inhalt, Anfertigung, Ausgabe und Aufbewahrung der zu verwendenden amtlichen Formblätter festgelegt

werden.

§ 12 Abgabe und Erwerb

(1) Betäubungsmittel dürfen nur abgegeben werden an

1. Personen oder Personenvereinigungen, die im Besitz einer Erlaubnis nach § 3 zum Erwerb sind oder eine Apotheke oder tierärztliche Hausapotheke betreiben,
2. die in § 4 Abs. 2 oder § 26 genannten Behörden oder Einrichtungen,
3. (weggefallen).

(2) Der Abgebende hat dem Bundesinstitut für Arzneimittel und Medizinprodukte außer in den Fällen des § 4 Abs. 1 Nr. 1 Buchstabe e unverzüglich jede einzelne Abgabe unter Angabe des Erwerbers und der Art und Menge des Betäubungsmittels zu melden. Der Erwerber hat dem Abgebenden den Empfang der Betäubungsmittel zu bestätigen.

(3) Die Absätze 1 und 2 gelten nicht bei

1. Abgabe von in Anlage III bezeichneten Betäubungsmitteln
    a. auf Grund ärztlicher, zahnärztlicher oder tierärztlicher Verschreibung im Rahmen des Betriebes einer Apotheke,
    b. im Rahmen des Betriebes einer tierärztlichen Hausapotheke für ein vom Betreiber dieser Hausapotheke behandeltes Tier,
    c. durch den Arzt nach § 13 Absatz 1a Satz 1,
2. der Ausfuhr von Betäubungsmitteln und
3. Abgabe und Erwerb von Betäubungsmitteln zwischen den in § 4 Abs. 2 oder § 26 genannten Behörden oder Einrichtungen.

(4) Das Bundesministerium für Gesundheit wird ermächtigt, durch Rechtsverordnung ohne Zustimmung des Bundesrates das Verfahren der Meldung und der Empfangsbestätigung zu regeln. Es kann dabei insbesondere deren Form, Inhalt und Aufbewahrung sowie eine elektronische Übermittlung regeln.

§ 13 Verschreibung und Abgabe auf Verschreibung

(1) Die in Anlage III bezeichneten Betäubungsmittel dürfen nur von Ärzten, Zahnärzten und Tierärzten und nur dann verschrieben oder im Rahmen einer ärztlichen, zahnärztlichen oder tierärztlichen Behandlung einschließlich der ärztlichen Behandlung einer Betäubungsmittelabhängigkeit verabreicht oder einem anderen zum unmittelbaren Verbrauch oder nach Absatz 1a Satz 1 überlassen werden, wenn ihre Anwendung am oder im menschlichen oder tierischen Körper begründet ist. Die Anwendung ist insbesondere dann nicht begründet, wenn der beabsichtigte Zweck auf andere Weise erreicht werden kann. Die in Anlagen I und II bezeichneten Betäubungsmittel dürfen nicht verschrieben, verabreicht oder einem anderen zum unmittelbaren Verbrauch oder nach Absatz 1a Satz 1 überlassen werden.

(1a) Zur Deckung des nicht aufschiebbaren Betäubungsmittelbedarfs eines ambulant versorgten Palliativpatienten darf der Arzt diesem die hierfür erforderlichen, in Anlage III bezeichneten Betäubungsmittel in Form von Fertigarzneimitteln nur dann überlassen, soweit und solange der Bedarf des Patienten durch eine Verschreibung nicht rechtzeitig gedeckt werden kann; die Höchstüberlassungsmenge darf den Dreitagesbedarf nicht überschreiten. Der Bedarf des Patienten kann durch eine Verschreibung nicht rechtzeitig gedeckt werden, wenn das erforderliche Betäubungsmittel

1. bei einer dienstbereiten Apotheke innerhalb desselben Kreises oder derselben kreisfreien Stadt oder in einander benachbarten Kreisen oder kreisfreien Städten nicht vorrätig ist oder nicht rechtzeitig zur Abgabe bereitsteht oder
2. obwohl es in einer Apotheke nach Nummer 1 vorrätig ist oder rechtzeitig zur Abgabe bereitstünde, von dem Patienten oder den Patienten versorgenden Personen nicht rechtzeitig beschafft werden kann, weil
   a. diese Personen den Patienten vor Ort versorgen müssen oder auf Grund ihrer eingeschränkten Leistungsfähigkeit nicht in der Lage sind, das Betäubungsmittel zu beschaffen, oder
   b. der Patient auf Grund der Art und des Ausmaßes seiner Erkrankung dazu nicht selbst in der Lage ist und keine Personen vorhanden sind, die den Patienten versorgen.

Der Arzt muss unter Hinweis darauf, dass eine Situation nach Satz 1 vorliegt, bei einer dienstbereiten Apotheke nach Satz 2 Nummer 1 vor Überlassung anfragen, ob das erforderliche Betäubungsmittel dort vorrätig ist oder bis wann es zur Abgabe bereitsteht. Über das Vorliegen der Voraussetzungen nach den Sätzen 1 und 2 und die Anfrage nach Satz 3 muss der Arzt mindestens folgende Aufzeichnungen führen und diese drei Jahre, vom Überlassen der Betäubungsmittel an gerechnet, aufbewahren:

1. den Namen des Patienten sowie den Ort, das Datum und die Uhrzeit der Behandlung,
2. den Namen der Apotheke und des kontaktierten Apothekers oder der zu seiner Vertretung berechtigten Person,
3. die Bezeichnung des angefragten Betäubungsmittels,
4. die Angabe der Apotheke, ob das Betäubungsmittel zum Zeitpunkt der Anfrage vorrätig ist oder bis wann es zur Abgabe bereitsteht,
5. die Angaben über diejenigen Tatsachen, aus denen sich das Vorliegen der Voraussetzungen nach den Sätzen 1 und 2 ergibt.

Über die Anfrage eines nach Satz 1 behandelnden Arztes, ob ein bestimmtes Betäubungsmittel vorrätig ist oder bis wann es zur Abgabe bereitsteht, muss der Apotheker oder die zu seiner Vertretung berechtigte Person mindestens folgende Aufzeichnungen führen und diese drei Jahre, vom Tag der Anfrage an gerechnet, aufbewahren:

1. das Datum und die Uhrzeit der Anfrage,
2. den Namen des Arztes,
3. die Bezeichnung des angefragten Betäubungsmittels,
4. die Angabe gegenüber dem Arzt, ob das Betäubungsmittel zum Zeitpunkt der Anfrage vorrätig ist oder bis wann es zur Abgabe bereitsteht.

Im Falle des Überlassens nach Satz 1 hat der Arzt den ambulant versorgten Palliativpatienten oder zu dessen Pflege anwesende Dritte über die ordnungsgemäße Anwendung der überlassenen Betäubungsmittel aufzuklären und eine schriftliche Gebrauchsanweisung mit Angaben zur Einzel- und Tagesgabe auszuhändigen.

(2) Die nach Absatz 1 verschriebenen Betäubungsmittel dürfen nur im Rahmen des Betriebs einer Apotheke und gegen Vorlage der Verschreibung abgegeben werden. Diamorphin darf nur vom pharmazeutischen Unternehmer und nur an anerkannte Einrichtungen nach Absatz 3 Satz 2 Nummer 2a gegen Vorlage der Verschreibung abgegeben werden. Im Rahmen des Betriebs einer tierärztlichen Hausapotheke dürfen nur die in Anlage III bezeichneten Betäubungsmittel und nur zur Anwendung bei einem vom Betreiber der Hausapotheke behandelten Tier abgegeben werden.

(3) Die Bundesregierung wird ermächtigt, durch Rechtsverordnung mit Zustimmung des Bundesrates das Verschreiben von den in Anlage III bezeichneten Betäubungsmitteln, ihre Abgabe auf Grund einer Verschreibung und das Aufzeichnen ihres Verbleibs und des Bestandes bei Ärzten, Zahnärzten, Tierärzten, in Apotheken, tierärztlichen Hausapotheken, Krankenhäusern, Tierkliniken, Alten- und Pflegeheimen, Hospizen, Einrichtungen der spezialisierten ambulanten Palliativversorgung, Einrichtungen der Rettungsdienste, Einrichtungen, in denen eine Behandlung mit dem Substitutionsmittel Diamorphin stattfindet, und auf Kauffahrteischiffen zu regeln, soweit es zur Sicherheit oder Kontrolle des Betäubungsmittelverkehrs erforderlich ist. Insbesondere können

1. das Verschreiben auf bestimmte Zubereitungen, Bestimmungszwecke oder Mengen beschränkt,
2. das Verschreiben von Substitutionsmitteln für Drogenabhängige von der Erfüllung von Mindestanforderungen an die Qualifikation der verschreibenden Ärzte abhängig gemacht und die Festlegung der Mindestanforderungen den Ärztekammern übertragen,

2a. das Verschreiben von Diamorphin nur in Einrichtungen, denen eine Erlaubnis von der zuständigen Landesbehörde erteilt wurde, zugelassen,

2b. die Mindestanforderungen an die Ausstattung der Einrichtungen, in denen die Behandlung mit dem Substitutionsmittel Diamorphin stattfindet, festgelegt,

3. Meldungen
   a. der verschreibenden Ärzte an das Bundesinstitut für Arzneimittel und Medizinprodukte über das Verschreiben eines Substitutionsmittels für einen Patienten in anonymisierter Form,
   b. der Ärztekammern an das Bundesinstitut für Arzneimittel und Medizinprodukte über die Ärzte, die die Mindestanforderungen nach Nummer 2 erfüllen und

   Mitteilungen
   c. des Bundesinstituts für Arzneimittel und Medizinprodukte an die zuständigen Überwachungsbehörden und an die verschreibenden Ärzte über die Patienten, denen bereits ein anderer Arzt ein Substitutionsmittel verschrieben hat, in anonymisierter Form,
   d. des Bundesinstituts für Arzneimittel und Medizinprodukte an die zuständigen Überwachungsbehörden der Länder über die Ärzte, die die Mindestanforderungen nach Nummer 2 erfüllen,
   e. des Bundesinstituts für Arzneimittel und Medizinprodukte an die obersten Landesgesundheitsbehörden über die Anzahl der Patienten, denen ein Substitutionsmittel verschrieben wurde, die Anzahl der Ärzte, die zum Verschreiben eines Substitutionsmittels berechtigt sind, die Anzahl der Ärzte, die ein Substitutionsmittel verschrieben haben, die verschriebenen Substitutionsmittel und die Art der Verschreibung

   sowie Art der Anonymisierung, Form und Inhalt der Meldungen und Mitteilungen vorgeschrieben,
4. Form, Inhalt, Anfertigung, Ausgabe, Aufbewahrung und Rückgabe des zu verwendenden amtlichen Formblattes für die Verschreibung sowie der Aufzeichnungen über den Verbleib und den Bestand festgelegt und
5. Ausnahmen von § 4 Abs. 1 Nr. 1 Buchstabe c für die Ausrüstung von Kauffahrteischiffen erlassen werden.

Für das Verfahren zur Erteilung einer Erlaubnis nach Satz 2 Nummer 2a gelten § 7 Satz 2 Nummer 1 bis 4, § 8 Absatz 1 Satz 1, Absatz 2 und 3 Satz 1 bis 3, § 9 Absatz 2 und § 10 entsprechend. Dabei tritt an die Stelle des Bundesinstitutes für Arzneimittel und Medizinprodukte jeweils die zuständige Landesbehörde, an die Stelle der zuständigen obersten Landesbehörde jeweils das Bundesinstitut für Arzneimittel und Medizinprodukte. Die Empfänger nach Satz 2 Nr. 3 dürfen die übermittelten Daten nicht für einen anderen als den in Satz 1 genannten Zweck verwenden. Das Bundesinstitut für Arzneimittel und Medizinprodukte handelt bei der Wahrnehmung der ihm durch Rechtsverordnung nach Satz 2 zugewiesenen Aufgaben als vom Bund entliehenes Organ des jeweils zuständigen Landes; Einzelheiten einschließlich der Kostenerstattung an den Bund werden durch Vereinbarung geregelt.

§ 14 Kennzeichnung und Werbung

(1) Im Betäubungsmittelverkehr sind die Betäubungsmittel unter Verwendung der in den Anlagen aufgeführten Kurzbezeichnungen zu kennzeichnen. Die Kennzeichnung hat in deutlich lesbarer Schrift, in deutscher Sprache und auf dauerhafte Weise zu erfolgen.

(2) Die Kennzeichnung muß außerdem enthalten

1. bei rohen, ungereinigten und nicht abgeteilten Betäubungsmitteln den Gewichtsvomhundertsatz und bei abgeteilten Betäubungsmitteln das Gewicht des enthaltenen reinen Stoffes,
2. auf Betäubungsmittelbehältnissen und - soweit verwendet - auf den äußeren Umhüllungen bei Stoffen und nicht abgeteilten Zubereitungen die enthaltene Gewichtsmenge, bei abgeteilten Zubereitungen die enthaltene Stückzahl; dies gilt nicht für Vorratsbehältnisse in wissenschaftlichen Laboratorien sowie für zur Abgabe bestimmte kleine Behältnisse und Ampullen.

(3) Die Absätze 1 und 2 gelten nicht für Vorratsbehältnisse in Apotheken und tierärztlichen Hausapotheken.

(4) Die Absätze 1 und 2 gelten sinngemäß auch für die Bezeichnung von Betäubungsmitteln, in Katalogen, Preislisten, Werbeanzeigen oder ähnlichen Druckerzeugnissen, die für die am Betäubungsmittelverkehr beteiligten Fachkreise bestimmt sind.

(5) Für in Anlage I bezeichnete Betäubungsmittel darf nicht geworben werden. Für in den Anlagen II und III bezeichnete Betäubungsmittel darf nur in Fachkreisen der Industrie und des Handels sowie bei Personen und Personenvereinigungen, die eine Apotheke oder eine tierärztliche Hausapotheke betreiben, geworben werden, für in Anlage III bezeichnete Betäubungsmittel auch bei Ärzten, Zahnärzten und Tierärzten.

§ 15 Sicherungsmaßnahmen

Wer am Betäubungsmittelverkehr teilnimmt, hat die Betäubungsmittel, die sich in seinem Besitz befinden, gesondert aufzubewahren und gegen unbefugte Entnahme zu sichern. Das Bundesinstitut für Arzneimittel und Medizinprodukte kann Sicherungsmaßnahmen anordnen, soweit es nach Art oder Umfang des Betäubungsmittelverkehrs, dem Gefährdungsgrad oder der Menge der Betäubungsmittel erforderlich ist.

§ 16 Vernichtung

(1) Der Eigentümer von nicht mehr verkehrsfähigen Betäubungsmitteln hat diese auf seine Kosten in Gegenwart von zwei Zeugen in einer Weise zu vernichten, die eine auch nur teilweise Wiedergewinnung der Betäubungsmittel ausschließt sowie den Schutz von Mensch und Umwelt vor schädlichen Einwirkungen sicherstellt. Über die Vernichtung ist eine Niederschrift zu fertigen und diese drei Jahre aufzubewahren.

(2) Das Bundesinstitut für Arzneimittel und Medizinprodukte, in den Fällen des § 19 Abs. 1 Satz 3 die zuständige Behörde des Landes, kann den Eigentümer auffordern, die Betäubungsmittel auf seine Kosten an diese Behörden zur Vernichtung einzusenden. Ist ein Eigentümer der Betäubungsmittel nicht vorhanden oder nicht zu ermitteln, oder kommt der Eigentümer seiner Verpflichtung zur Vernichtung oder der Aufforderung zur Einsendung der Betäubungsmittel gemäß Satz 1 nicht innerhalb einer zuvor gesetzten Frist von drei Monaten nach, so treffen die in Satz 1 genannten Behörden die zur Vernichtung erforderlichen Maßnahmen. Der Eigentümer oder Besitzer der Betäubungsmittel ist verpflichtet, die Betäubungsmittel den mit der Vernichtung beauftragten Personen herauszugeben oder die Wegnahme zu dulden.

(3) Absatz 1 und Absatz 2 Satz 1 und 3 gelten entsprechend, wenn der Eigentümer nicht mehr benötigte Betäubungsmittel beseitigen will.

§ 17 Aufzeichnungen

(1) Der Inhaber einer Erlaubnis nach § 3 ist verpflichtet, getrennt für jede Betriebsstätte und jedes Betäubungsmittel fortlaufend folgende Aufzeichnungen über jeden Zugang und jeden Abgang zu führen:

1. das Datum,
2. den Namen oder die Firma und die Anschrift des Lieferers oder des Empfängers oder die sonstige Herkunft oder den sonstigen Verbleib,
3. die zugegangene oder abgegangene Menge und den sich daraus ergebenden Bestand,
4. im Falle des Anbaues zusätzlich die Anbaufläche nach Lage und Größe sowie das Datum der Aussaat,
5. im Falle des Herstellens zusätzlich die Angabe der eingesetzten oder hergestellten Betäubungsmittel, der nicht dem Gesetz unterliegenden Stoffe oder der ausgenommenen Zubereitungen nach Art und Menge und
6. im Falle der Abgabe ausgenommener Zubereitungen durch deren Hersteller zusätzlich den Namen oder die Firma und die Anschrift des Empfängers.

Anstelle der in Nummer 6 bezeichneten Aufzeichnungen können die Durchschriften der Ausgangsrechnungen, in denen die ausgenommenen Zubereitungen kenntlich gemacht sind, fortlaufend nach dem Rechnungsdatum abgeheftet werden.

(2) Die in den Aufzeichnungen oder Rechnungen anzugebenden Mengen sind

1. bei Stoffen und nicht abgeteilten Zubereitungen die Gewichtsmenge und
2. bei abgeteilten Zubereitungen die Stückzahl.

(3) Die Aufzeichnungen oder Rechnungsdurchschriften sind drei Jahre, von der letzten Aufzeichnung oder vom letzten Rechnungsdatum an gerechnet, gesondert aufzubewahren.

§ 18 Meldungen

(1) Der Inhaber einer Erlaubnis nach § 3 ist verpflichtet, dem Bundesinstitut für Arzneimittel und Medizinprodukte getrennt für jede Betriebsstätte und für jedes Betäubungsmittel die jeweilige Menge zu melden, die

1. beim Anbau gewonnen wurde, unter Angabe der Anbaufläche nach Lage und Größe,
2. hergestellt wurde, aufgeschlüsselt nach Ausgangsstoffen,
3. zur Herstellung anderer Betäubungsmittel verwendet wurde, aufgeschlüsselt nach diesen Betäubungsmitteln,
4. zur Herstellung von nicht unter dieses Gesetz fallenden Stoffen verwendet wurde, aufgeschlüsselt nach diesen Stoffen,
5. zur Herstellung ausgenommener Zubereitungen verwendet wurde, aufgeschlüsselt nach diesen Zubereitungen,
6. eingeführt wurde, aufgeschlüsselt nach Ausfuhrländern,
7. ausgeführt wurde, aufgeschlüsselt nach Einfuhrländern,
8. erworben wurde,
9. abgegeben wurde,
10. vernichtet wurde,
11. zu anderen als den nach den Nummern 1 bis 10 angegebenen Zwecken verwendet wurde, aufgeschlüsselt nach den jeweiligen Verwendungszwecken und
12. am Ende des jeweiligen Kalenderhalbjahres als Bestand vorhanden war.

(2) Die in den Meldungen anzugebenden Mengen sind

1. bei Stoffen und nicht abgeteilten Zubereitungen die Gewichtsmenge und
2. bei abgeteilten Zubereitungen die Stückzahl.

(3) Die Meldungen nach Absatz 1 Nr. 2 bis 12 sind dem Bundesinstitut für Arzneimittel und Medizinprodukte jeweils bis zum 31. Januar und 31. Juli für das vergangene Kalenderhalbjahr und die Meldung nach Absatz 1 Nr. 1 bis zum 31. Januar für das vergangene Kalenderjahr einzusenden.
(4) Für die in Absatz 1 bezeichneten Meldungen sind die vom Bundesinstitut für Arzneimittel und Medizinprodukte herausgegebenen amtlichen Formblätter zu verwenden.

Vierter Abschnitt
Überwachung

§ 19 Durchführende Behörde

(1) Der Betäubungsmittelverkehr sowie die Herstellung ausgenommener Zubereitungen unterliegt der Überwachung durch das Bundesinstitut für Arzneimittel und Medizinprodukte. Diese Stelle ist auch zuständig für die Anfertigung, Ausgabe und Auswertung der zur Verschreibung von Betäubungsmitteln vorgeschriebenen amtlichen Formblätter. Der Betäubungsmittelverkehr bei Ärzten, Zahnärzten und Tierärzten, pharmazeutischen Unternehmern im Falle der Abgabe von Diamorphin und in Apotheken sowie im Falle von § 4 Absatz 1 Nummer 1 Buchstabe f zwischen Apotheken, tierärztlichen Hausapotheken, Krankenhäusern und Tierkliniken unterliegt der Überwachung durch die zuständigen Behörden der Länder. Diese überwachen auch die Einhaltung der in § 10a Abs. 2 aufgeführten Mindeststandards; den mit der Überwachung beauftragten Personen stehen die in den §§ 22 und 24 geregelten Befugnisse zu.

(2) Das Bundesinstitut für Arzneimittel und Medizinprodukte ist zugleich die besondere Verwaltungsdienststelle im Sinne der internationalen Suchtstoffübereinkommen.

(2a) Der Anbau von Cannabis zu medizinischen Zwecken unterliegt der Kontrolle des Bundesinstituts für Arzneimittel und Medizinprodukte. Dieses nimmt die Aufgaben einer staatlichen Stelle nach Artikel 23 Absatz 2 Buchstabe d und Artikel 28 Absatz 1 des Einheits-Übereinkommens von 1961 über Suchtstoffe vom 30. März 1961 (BGBl. 1973 II S. 1354) wahr. Der Kauf von Cannabis zu medizinischen Zwecken durch das Bundesinstitut für Arzneimittel und Medizinprodukte nach Artikel 23 Absatz 2 Buchstabe d Satz 2 und Artikel 28 Absatz 1 des Einheits-Übereinkommens von 1961 über Suchtstoffe erfolgt nach den Vorschriften des Vergaberechts. Das Bundesinstitut für Arzneimittel und Medizinprodukte legt unter Berücksichtigung der für die Erfüllung der Aufgaben nach Satz 2 entstehenden Kosten seinen Herstellerabgabepreis für den Verkauf von Cannabis zu medizinischen Zwecken fest.

(3) Der Anbau von Nutzhanf im Sinne des Buchstabens d der Ausnahmeregelung zu Cannabis (Marihuana) in Anlage I unterliegt der Überwachung durch die Bundesanstalt für Landwirtschaft und Ernährung. Artikel 45 Absatz 4 Unterabsatz 1 und der Anhang der Durchführungsverordnung (EU) Nr. 809/2014 der Kommission vom 17. Juli 2014 mit Durchführungsbestimmungen zur Verordnung (EU) Nr. 1306/2013 des Europäischen Parlaments und des Rates hinsichtlich des integrierten Verwaltungs- und Kontrollsystems, der Maßnahmen zur Entwicklung des ländlichen Raums und der Cross-Compliance (ABl. L 227 vom 31.7.2014, S. 69) in der jeweils geltenden Fassung gelten entsprechend. Im Übrigen gelten die Vorschriften des Integrierten Verwaltungs- und Kontrollsystems über den Anbau von Hanf entsprechend. Die Bundesanstalt für Landwirtschaft und Ernährung darf die ihr nach den Vorschriften des Integrierten Verwaltungs- und Kontrollsystems über den Anbau von Hanf von den zuständigen Landesstellen übermittelten Daten sowie die Ergebnisse von im Rahmen der Regelungen über die Basisprämie durchgeführten THC-Kontrollen zum Zweck der Überwachung nach diesem Gesetz verwenden.

§ 20 Besondere Ermächtigung für den Spannungs- oder Verteidigungsfall

(1) Die Bundesregierung wird ermächtigt, durch Rechtsverordnung ohne Zustimmung des Bundesrates dieses Gesetz oder die auf Grund dieses Gesetzes erlassenen Rechtsverordnungen für Verteidigungszwecke zu ändern, um die medizinische Versorgung der Bevölkerung mit Betäubungsmitteln sicherzustellen, wenn die Sicherheit und Kontrolle des Betäubungsmittelverkehrs oder der Herstellung ausgenommener Zubereitungen gewährleistet bleiben. Insbesondere können

1. Aufgaben des Bundesinstitutes für Arzneimittel und Medizinprodukte nach diesem Gesetz und auf Grund dieses Gesetzes erlassenen Rechtsverordnungen auf das Bundesministerium übertragen,
2. der Betäubungsmittelverkehr und die Herstellung ausgenommener Zubereitungen an die in Satz 1 bezeichneten besonderen Anforderungen angepaßt und
3. Meldungen über Bestände an
    a. Betäubungsmitteln,
    b. ausgenommenen Zubereitungen und
    c. zur Herstellung von Betäubungsmitteln erforderlichen Ausgangsstoffen oder Zubereitungen, auch wenn diese keine Betäubungsmittel sind,

angeordnet werden. In der Rechtsverordnung kann ferner der über die in Satz 2 Nr. 3 bezeichneten Bestände Verfügungsberechtigte zu deren Abgabe an bestimmte Personen oder Stellen verpflichtet werden.

(2) Die Rechtsverordnung nach Absatz 1 darf nur nach Maßgabe des Artikels 80a Abs. 1 des Grundgesetzes angewandt werden.

(3) (weggefallen)

§ 21 Mitwirkung anderer Behörden

(1) Das Bundesministerium der Finanzen und die von ihm bestimmten Zollstellen wirken bei der Überwachung der Einfuhr, Ausfuhr und Durchfuhr von Betäubungsmitteln mit.

(2) Das Bundesministerium der Finanzen kann im Einvernehmen mit dem Bundesministerium des Innern die Beamten der Bundespolizei, die mit Aufgaben des Grenzschutzes nach § 2 des Bundespolizeigesetzes betraut sind, und im Einvernehmen mit dem Bayerischen Staatsminister des Innern die Beamten der Bayerischen Grenzpolizei mit der Wahrnehmung von Aufgaben betrauen, die den Zolldienststellen nach Absatz 1 obliegen. Nehmen die im Satz 1 bezeichneten Beamten diese Aufgaben wahr, gilt § 67 Abs. 2 des Bundespolizeigesetzes entsprechend.

(3) Bei Verdacht von Verstößen gegen Verbote und Beschränkungen dieses Gesetzes, die sich bei der Abfertigung ergeben, unterrichten die mitwirkenden Behörden das Bundesinstitut für Arzneimittel und Medizinprodukte unverzüglich.

§ 22 Überwachungsmaßnahmen

(1) Die mit der Überwachung beauftragten Personen sind befugt,

1. Unterlagen über den Betäubungsmittelverkehr oder die Herstellung oder das der Herstellung folgende Inverkehrbringen ausgenommener Zubereitungen einzusehen und hieraus Abschriften oder Ablichtungen anzufertigen, soweit sie für die Sicherheit oder Kontrolle des Betäubungsmittelverkehrs oder der Herstellung ausgenommener Zubereitungen von Bedeutung sein können,
2. von natürlichen und juristischen Personen und nicht rechtsfähigen Personenvereinigungen alle erforderlichen Auskünfte zu verlangen,
3. Grundstücke, Gebäude, Gebäudeteile, Einrichtungen und Beförderungsmittel, in denen der Betäubungsmittelverkehr oder die Herstellung ausgenommener Zubereitungen durchgeführt wird, zu betreten und zu besichtigen, wobei sich die beauftragten Personen davon zu überzeugen haben, daß die Vorschriften über den Betäubungsmittelverkehr oder die Herstellung ausgenommener Zubereitungen beachtet werden. Zur Verhütung dringender Gefahren für die öffentliche Sicherheit und Ordnung, insbesondere wenn eine Vereitelung der Kontrolle des Betäubungsmittelverkehrs oder der Herstellung

4. ausgenommener Zubereitungen zu besorgen ist, dürfen diese Räumlichkeiten auch außerhalb der Betriebs- und Geschäftszeit sowie Wohnzwecken dienende Räume betreten werden; insoweit wird das Grundrecht auf Unverletzlichkeit der Wohnung (Artikel 13 des Grundgesetzes) eingeschränkt. Soweit es sich um industrielle Herstellungsbetriebe und Großhandelsbetriebe handelt, sind die Besichtigungen in der Regel alle zwei Jahre durchzuführen,
5. vorläufige Anordnungen zu treffen, soweit es zur Verhütung dringender Gefahren für die Sicherheit oder Kontrolle des Betäubungsmittelverkehrs oder der Herstellung ausgenommener Zubereitungen geboten ist. Zum gleichen Zweck dürfen sie auch die weitere Teilnahme am Betäubungsmittelverkehr oder die weitere Herstellung ausgenommener Zubereitungen ganz oder teilweise untersagen und die Betäubungsmittelbestände oder die Bestände ausgenommener Zubereitungen unter amtlichen Verschluß nehmen. Die zuständige Behörde (§ 19 Abs. 1) hat innerhalb von einem Monat nach Erlaß der vorläufigen Anordnungen über diese endgültig zu entscheiden.

(2) Die zuständige Behörde kann Maßnahmen gemäß Absatz 1 Nr. 1 und 2 auch auf schriftlichem Wege anordnen.

§ 23 Probenahme

(1) Soweit es zur Durchführung der Vorschriften über den Betäubungsmittelverkehr oder die Herstellung ausgenommener Zubereitungen erforderlich ist, sind die mit der Überwachung beauftragten Personen befugt, gegen Empfangsbescheinigung Proben nach ihrer Auswahl zum Zwecke der Untersuchung zu fordern oder zu entnehmen. Soweit nicht ausdrücklich darauf verzichtet wird, ist ein Teil der Probe oder, sofern die Probe nicht oder ohne Gefährdung des Untersuchungszwecks nicht in Teile von gleicher Qualität teilbar ist, ein zweites Stück der gleichen Art wie das als Probe entnommene zurückzulassen.

(2) Zurückzulassende Proben sind amtlich zu verschließen oder zu versiegeln. Sie sind mit dem Datum der Probenahme und dem Datum des Tages zu versehen, nach dessen Ablauf der Verschluß oder die Versiegelung als aufgehoben gelten.
(3) Für entnommene Proben ist eine angemessene Entschädigung zu leisten, soweit nicht ausdrücklich darauf verzichtet wird.

§ 24 Duldungs- und Mitwirkungspflicht

(1) Jeder Teilnehmer am Betäubungsmittelverkehr oder jeder Hersteller ausgenommener Zubereitungen ist verpflichtet, die Maßnahmen nach den §§ 22 und 23 zu dulden und die mit der Überwachung beauftragten Personen bei der Erfüllung ihrer Aufgaben zu unterstützen, insbesondere ihnen auf Verlangen die Stellen zu bezeichnen, in denen der Betäubungsmittelverkehr oder die Herstellung ausgenommener Zubereitungen stattfindet, umfriedete Grundstücke, Gebäude, Räume, Behälter und Behältnisse zu öffnen, Auskünfte zu erteilen sowie Einsicht in Unterlagen und die Entnahme der Proben zu ermöglichen.

(2) Der zur Auskunft Verpflichtete kann die Auskunft auf solche Fragen verweigern, deren Beantwortung ihn selbst oder einen seiner in § 383 Abs. 1 Nr. 1 bis 3 der Zivilprozeßordnung bezeichneten Angehörigen der Gefahr strafgerichtlicher Verfolgung oder eines Verfahrens nach dem Gesetz über Ordnungswidrigkeiten aussetzen würde.

§ 24a Anzeige des Anbaus von Nutzhanf

Der Anbau von Nutzhanf im Sinne des Buchstabens d der Ausnahmeregelung zu Cannabis (Marihuana) in Anlage I ist bis zum 1. Juli des Anbaujahres in dreifacher Ausfertigung der Bundesanstalt für Landwirtschaft und Ernährung zur Erfüllung ihrer Aufgaben nach § 19 Abs. 3 anzuzeigen. Für die Anzeige ist das von der Bundesanstalt für Landwirtschaft und Ernährung herausgegebene amtliche Formblatt zu verwenden. Die Anzeige muß enthalten:

1. den Namen, den Vornamen und die Anschrift des Landwirtes, bei juristischen Personen den Namen des Unternehmens der Landwirtschaft sowie des gesetzlichen Vertreters,
2. die dem Unternehmen der Landwirtschaft von der zuständigen Berufsgenossenschaft zugeteilte Mitglieds-/Katasternummer,
3. die Sorte unter Beifügung der amtlichen Etiketten, soweit diese nicht im Rahmen der Regelungen über die Basisprämie der zuständigen Landesbehörde vorgelegt worden sind,
4. die Aussaatfläche in Hektar und Ar unter Angabe der Flächenidentifikationsnummer; ist diese nicht vorhanden, können die Katasternummer oder sonstige die Aussaatfläche kennzeichnende Angaben, die von der Bundesanstalt für Landwirtschaft und Ernährung anerkannt worden sind, wie zum Beispiel Gemarkung, Flur und Flurstück, angegeben werden.

Erfolgt die Aussaat von Nutzhanf nach dem 1. Juli des Anbaujahres, sind die amtlichen Etiketten nach Satz 3 Nummer 3 bis zum 1. September des Anbaujahres vorzulegen. Die Bundesanstalt für Landwirtschaft und Ernährung übersendet eine von ihr abgezeichnete Ausfertigung der Anzeige unverzüglich dem Antragsteller. Sie hat ferner eine Ausfertigung der Anzeige den zuständigen Polizeibehörden und Staatsanwaltschaften auf deren Ersuchen zu übersenden, wenn dies zur Verfolgung von Straftaten nach diesem Gesetz erforderlich ist. Liegen der Bundesanstalt für Landwirtschaft und Ernährung Anhaltspunkte vor, daß der Anbau von Nutzhanf nicht den Voraussetzungen des Buchstabens d der Ausnahmeregelung zu Cannabis (Marihuana) in Anlage I entspricht, teilt sie dies der örtlich zuständigen Staatsanwaltschaft mit.

§ 25 Gebühren und Auslagen

(1) Das Bundesinstitut für Arzneimittel und Medizinprodukte erhebt für seine individuell zurechenbaren öffentlichen Leistungen nach diesem Gesetz und den auf Grund dieses Gesetzes erlassenen Rechtsverordnungen Gebühren und Auslagen.

(2) Das Bundesministerium wird ermächtigt, durch Rechtsverordnung ohne Zustimmung des Bundesrates die gebührenpflichtigen Tatbestände näher zu bestimmen und dabei feste Sätze oder Rahmensätze vorzusehen.

Fünfter Abschnitt
Vorschriften für Behörden

§ 26 Bundeswehr, Bundespolizei, Bereitschaftspolizei und Zivilschutz

(1) Dieses Gesetz findet mit Ausnahme der Vorschriften über die Erlaubnis nach § 3 auf Einrichtungen, die der Betäubungsmittelversorgung der Bundeswehr und der Bundespolizei dienen, sowie auf die Bevorratung mit in Anlage II oder III bezeichneten Betäubungsmitteln für den Zivilschutz entsprechende Anwendung.

(2) In den Bereichen der Bundeswehr und der Bundespolizei obliegt der Vollzug dieses Gesetzes und die Überwachung des Betäubungsmittelverkehrs den jeweils zuständigen Stellen und Sachverständigen der Bundeswehr und der Bundespolizei. Im Bereich des Zivilschutzes obliegt der Vollzug dieses Gesetzes den für die Sanitätsmaterialbevorratung zuständigen Bundes- und Landesbehörden.

(3) Das Bundesministerium der Verteidigung kann für seinen Geschäftsbereich im Einvernehmen mit dem Bundesministerium in Einzelfällen Ausnahmen von diesem Gesetz und den auf Grund dieses Gesetzes erlassenen Rechtsverordnungen zulassen, soweit die internationalen Suchtstoffübereinkommen dem nicht entgegenstehen und dies zwingende Gründe der Verteidigung erfordern.

(4) Dieses Gesetz findet mit Ausnahme der Vorschriften über die Erlaubnis nach § 3 auf Einrichtungen, die der Betäubungsmittelversorgung der Bereitschaftspolizeien der Länder dienen, entsprechende Anwendung.

(5) (weggefallen)

§ 27 Meldungen und Auskünfte

(1) Das Bundeskriminalamt meldet dem Bundesinstitut für Arzneimittel und Medizinprodukte jährlich bis zum 31. März für das vergangene Kalenderjahr die ihm bekanntgewordenen Sicherstellungen von Betäubungsmitteln nach Art und Menge sowie gegebenenfalls die weitere Verwendung der Betäubungsmittel. Im Falle der Verwertung sind der Name oder die Firma und die Anschrift des Erwerbers anzugeben.

(2) Die in § 26 bezeichneten Behörden haben dem Bundesinstitut für Arzneimittel und Medizinprodukte auf Verlangen über den Verkehr mit Betäubungsmitteln in ihren Bereichen Auskunft zu geben, soweit es zur Durchführung der internationalen Suchtstoffübereinkommen erforderlich ist.

(3) In Strafverfahren, die Straftaten nach diesem Gesetz zum Gegenstand haben, sind zu übermitteln

1. zur Überwachung und Kontrolle des Verkehrs mit Betäubungsmitteln bei den in § 19 Abs. 1 Satz 3 genannten Personen und Einrichtungen der zuständigen Landesbehörde die rechtskräftige Entscheidung mit Begründung, wenn auf eine Strafe oder eine Maßregel der Besserung und Sicherung erkannt oder der Angeklagte wegen Schuldunfähigkeit freigesprochen worden ist,
2. zur Wahrnehmung der in § 19 Abs. 1 Satz 2 genannten Aufgaben dem Bundesinstitut für Arzneimittel und Medizinprodukte im Falle der Erhebung der öffentlichen Klage gegen Ärzte, Zahnärzte und Tierärzte
    a. die Anklageschrift oder eine an ihre Stelle tretende Antragsschrift,
    b. der Antrag auf Erlaß eines Strafbefehls und
    c. die das Verfahren abschließende Entscheidung mit Begründung; ist mit dieser Entscheidung ein Rechtsmittel verworfen worden oder wird darin auf die angefochtene Entscheidung Bezug genommen, so ist auch diese zu übermitteln.

Die Übermittlung veranlaßt die Strafvollstreckungs- oder die Strafverfolgungsbehörde.

(4) Die das Verfahren abschließende Entscheidung mit Begründung in sonstigen Strafsachen darf der zuständigen Landesbehörde übermittelt werden, wenn ein Zusammenhang der Straftat mit dem Betäubungsmittelverkehr besteht und die Kenntnis der Entscheidung aus der Sicht der übermittelnden Stelle für die Überwachung des Betäubungsmittelverkehrs erforderlich ist; Absatz 3 Satz 1 Nr. 2 Buchstabe c zweiter Halbsatz gilt entsprechend.

§ 28 Jahresbericht an die Vereinten Nationen

(1) Die Bundesregierung erstattet jährlich bis zum 30. Juni für das vergangene Kalenderjahr dem Generalsekretär der Vereinten Nationen einen Jahresbericht über die Durchführung der internationalen Suchtstoffübereinkommen nach einem von der Suchtstoffkommission der Vereinten Nationen beschlossenen Formblatt. Die zuständigen Behörden der Länder wirken bei der Erstellung des Berichtes mit und reichen ihre Beiträge bis zum 31. März für das vergangene Kalenderjahr dem Bundesinstitut für Arzneimittel und Medizinprodukte ein. Soweit die im Formblatt geforderten Angaben nicht ermittelt werden können, sind sie zu schätzen.

(2) Die Bundesregierung wird ermächtigt, durch Rechtsverordnung mit Zustimmung des Bundesrates zu bestimmen, welche Personen und welche Stellen Meldungen, nämlich statistische Aufstellungen, sonstige Angaben und Auskünfte, zu erstatten haben, die zur Durchführung der internationalen Suchtstoffübereinkommen erforderlich sind. In der Verordnung können Bestimmungen über die Art und Weise, die Form, den Zeitpunkt und den Empfänger der Meldungen getroffen werden.

Sechster Abschnitt
Straftaten und Ordnungswidrigkeiten

§ 29 Straftaten

(1) Mit Freiheitsstrafe bis zu fünf Jahren oder mit Geldstrafe wird bestraft, wer

1. Betäubungsmittel unerlaubt anbaut, herstellt, mit ihnen Handel treibt, sie, ohne Handel zu treiben, einführt, ausführt, veräußert, abgibt, sonst in den Verkehr bringt, erwirbt oder sich in sonstiger Weise verschafft,
2. eine ausgenommene Zubereitung (§ 2 Abs. 1 Nr. 3) ohne Erlaubnis nach § 3 Abs. 1 Nr. 2 herstellt,
3. Betäubungsmittel besitzt, ohne zugleich im Besitz einer schriftlichen Erlaubnis für den Erwerb zu sein,
4. (weggefallen)
5. entgegen § 11 Abs. 1 Satz 2 Betäubungsmittel durchführt,
6. entgegen § 13 Abs. 1 Betäubungsmittel
   a. verschreibt,
   b. verabreicht oder zum unmittelbaren Verbrauch überläßt,

6a. entgegen § 13 Absatz 1a Satz 1 und 2 ein dort genanntes Betäubungsmittel überlässt,

7. entgegen § 13 Absatz 2
   a. Betäubungsmittel in einer Apotheke oder tierärztlichen Hausapotheke,
   b. Diamorphin als pharmazeutischer Unternehmer

   abgibt,
8. entgegen § 14 Abs. 5 für Betäubungsmittel wirbt,
9. unrichtige oder unvollständige Angaben macht, um für sich oder einen anderen oder für ein Tier die Verschreibung eines Betäubungsmittels zu erlangen,
10. einem anderen eine Gelegenheit zum unbefugten Erwerb oder zur unbefugten Abgabe von Betäubungsmitteln verschafft oder gewährt, eine solche Gelegenheit öffentlich oder eigennützig mitteilt oder einen anderen zum unbefugten Verbrauch von Betäubungsmitteln verleitet,
11. ohne Erlaubnis nach § 10a einem anderen eine Gelegenheit zum unbefugten Verbrauch von Betäubungsmitteln verschafft oder gewährt, oder wer eine außerhalb einer Einrichtung nach § 10a bestehende Gelegenheit zu einem solchen Verbrauch eigennützig oder öffentlich mitteilt,
12. öffentlich, in einer Versammlung oder durch Verbreiten von Schriften (§ 11 Abs. 3 des Strafgesetzbuches) dazu auffordert, Betäubungsmittel zu verbrauchen, die nicht zulässigerweise verschrieben worden sind,
13. Geldmittel oder andere Vermögensgegenstände einem anderen für eine rechtswidrige Tat nach Nummern 1, 5, 6, 7, 10, 11 oder 12 bereitstellt,
14. einer Rechtsverordnung nach § 11 Abs. 2 Satz 2 Nr. 1 oder § 13 Abs. 3 Satz 2 Nr. 1, 2a oder 5 zuwiderhandelt, soweit sie für einen bestimmten Tatbestand auf diese Strafvorschrift verweist.

Die Abgabe von sterilen Einmalspritzen an Betäubungsmittelabhängige und die öffentliche Information darüber sind kein Verschaffen und kein öffentliches Mitteilen einer Gelegenheit zum Verbrauch nach Satz 1 Nr. 11.

(2) In den Fällen des Absatzes 1 Satz 1 Nr. 1, 2, 5 oder 6 Buchstabe b ist der Versuch strafbar.

(3) In besonders schweren Fällen ist die Strafe Freiheitsstrafe nicht unter einem Jahr. Ein besonders schwerer Fall liegt in der Regel vor, wenn der Täter

1. in den Fällen des Absatzes 1 Satz 1 Nr. 1, 5, 6, 10, 11 oder 13 gewerbsmäßig handelt,
2. durch eine der in Absatz 1 Satz 1 Nr. 1, 6 oder 7 bezeichneten Handlungen die Gesundheit mehrerer Menschen gefährdet.

(4) Handelt der Täter in den Fällen des Absatzes 1 Satz 1 Nr. 1, 2, 5, 6 Buchstabe b, Nr. 10 oder 11 fahrlässig, so ist die Strafe Freiheitsstrafe bis zu einem Jahr oder Geldstrafe.

(5) Das Gericht kann von einer Bestrafung nach den Absätzen 1, 2 und 4 absehen, wenn der Täter die Betäubungsmittel lediglich zum Eigenverbrauch in geringer Menge anbaut, herstellt, einführt, ausführt, durchführt, erwirbt, sich in sonstiger Weise verschafft oder besitzt.

(6) Die Vorschriften des Absatzes 1 Satz 1 Nr. 1 sind, soweit sie das Handeltreiben, Abgeben oder Veräußern betreffen, auch anzuwenden, wenn sich die Handlung auf Stoffe oder Zubereitungen bezieht, die nicht Betäubungsmittel sind, aber als solche ausgegeben werden.

Fußnote

§ 29 Abs. 1 Satz 1 Nr. 1, 3, 5: Nach Maßgabe der Entscheidungsformel mit dem GG vereinbar gem. BVerfGE v. 9.3.1994 I 1207 - 2 BvL 43/92 u. a. -

§ 29a Straftaten

(1) Mit Freiheitsstrafe nicht unter einem Jahr wird bestraft, wer

1. als Person über 21 Jahre
   Betäubungsmittel unerlaubt an eine Person unter 18 Jahren abgibt oder sie ihr entgegen § 13 Abs. 1 verabreicht oder zum unmittelbaren Verbrauch überläßt oder
2. mit Betäubungsmitteln in nicht geringer Menge unerlaubt Handel treibt, sie in nicht geringer Menge herstellt oder abgibt oder sie besitzt, ohne sie auf Grund einer Erlaubnis nach § 3 Abs. 1 erlangt zu haben.

(2) In minder schweren Fällen ist die Strafe Freiheitsstrafe von drei Monaten bis zu fünf Jahren.

§ 30 Straftaten

(1) Mit Freiheitsstrafe nicht unter zwei Jahren wird bestraft, wer

1. Betäubungsmittel unerlaubt anbaut, herstellt oder mit ihnen Handel treibt (§ 29 Abs. 1 Satz 1 Nr. 1) und dabei als Mitglied einer Bande handelt, die sich zur fortgesetzten Begehung solcher Taten verbunden hat,
2. im Falle des § 29a Abs. 1 Nr. 1 gewerbsmäßig handelt,
3. Betäubungsmittel abgibt, einem anderen verabreicht oder zum unmittelbaren Verbrauch überläßt und dadurch leichtfertig dessen Tod verursacht oder
4. Betäubungsmittel in nicht geringer Menge unerlaubt einführt.

(2) In minder schweren Fällen ist die Strafe Freiheitsstrafe von drei Monaten bis zu fünf Jahren.

Fußnote

§ 30 Abs. 1 Nr. 4: Nach Maßgabe der Entscheidungsformel mit dem GG vereinbar gem. BVerfGE v. 9.3.1994 - 2 BvL 43/92 u. a. -

§ 30a Straftaten

(1) Mit Freiheitsstrafe nicht unter fünf Jahren wird bestraft, wer Betäubungsmittel in nicht geringer Menge unerlaubt anbaut, herstellt, mit ihnen Handel treibt, sie ein- oder ausführt (§ 29 Abs. 1 Satz 1 Nr. 1) und dabei als Mitglied einer Bande handelt, die sich zur fortgesetzten Begehung solcher Taten verbunden hat.

(2) Ebenso wird bestraft, wer

1. als Person über 21 Jahre eine Person unter 18 Jahren bestimmt, mit Betäubungsmitteln unerlaubt Handel zu treiben, sie, ohne Handel zu treiben, einzuführen, auszuführen, zu veräußern, abzugeben oder sonst in den Verkehr zu bringen oder eine dieser Handlungen zu fördern, oder
2. mit Betäubungsmitteln in nicht geringer Menge unerlaubt Handel treibt oder sie, ohne Handel zu treiben, einführt, ausführt oder sich verschafft und dabei eine Schußwaffe oder sonstige Gegenstände mit sich führt, die ihrer Art nach zur Verletzung von Personen geeignet und bestimmt sind.

(3) In minder schweren Fällen ist die Strafe Freiheitsstrafe von sechs Monaten bis zu zehn Jahren.

§ 30b Straftaten

§ 129 des Strafgesetzbuches gilt auch dann, wenn eine Vereinigung, deren Zwecke oder deren Tätigkeit auf den unbefugten Vertrieb von Betäubungsmitteln im Sinne des § 6 Nr. 5 des Strafgesetzbuches gerichtet sind, nicht oder nicht nur im Inland besteht.

§ 31 Strafmilderung oder Absehen von Strafe

Das Gericht kann die Strafe nach § 49 Abs. 1 des Strafgesetzbuches mildern oder, wenn der Täter keine Freiheitsstrafe von mehr als drei Jahren verwirkt hat, von Strafe absehen, wenn der Täter

1. durch freiwilliges Offenbaren seines Wissens wesentlich dazu beigetragen hat, daß eine Straftat nach den §§ 29 bis 30a, die mit seiner Tat im Zusammenhang steht, aufgedeckt werden konnte, oder
2. freiwillig sein Wissen so rechtzeitig einer Dienststelle offenbart, daß eine Straftat nach § 29 Abs. 3, § 29a Abs. 1, § 30 Abs. 1, § 30a Abs. 1 die mit seiner Tat im Zusammenhang steht und von deren Planung er weiß, noch verhindert werden kann.

War der Täter an der Tat beteiligt, muss sich sein Beitrag zur Aufklärung nach Satz 1 Nummer 1 über den eigenen Tatbeitrag hinaus erstrecken. § 46b Abs. 2 und 3 des Strafgesetzbuches gilt entsprechend.

§ 31a Absehen von der Verfolgung

(1) Hat das Verfahren ein Vergehen nach § 29 Abs. 1, 2 oder 4 zum Gegenstand, so kann die Staatsanwaltschaft von der Verfolgung absehen, wenn die Schuld des Täters als gering anzusehen wäre, kein öffentliches Interesse an der Strafverfolgung besteht und der Täter die Betäubungsmittel lediglich zum Eigenverbrauch in geringer Menge anbaut, herstellt, einführt, ausführt, durchführt, erwirbt, sich in sonstiger Weise verschafft oder besitzt. Von der Verfolgung soll abgesehen werden, wenn der Täter in einem Drogenkonsumraum Betäubungsmittel lediglich zum Eigenverbrauch, der nach § 10a geduldet werden kann, in geringer Menge besitzt, ohne zugleich im Besitz einer schriftlichen Erlaubnis für den Erwerb zu sein.
(2) Ist die Klage bereits erhoben, so kann das Gericht in jeder Lage des Verfahrens unter den Voraussetzungen des Absatzes 1 mit Zustimmung der Staatsanwaltschaft und des Angeschuldigten das Verfahren einstellen. Der Zustimmung des Angeschuldigten bedarf es nicht, wenn die Hauptverhandlung aus den in § 205 der Strafprozeßordnung angeführten Gründen nicht durchgeführt werden kann oder in den Fällen des § 231 Abs. 2 der Strafprozeßordnung und der §§ 232 und 233 der Strafprozeßordnung in seiner Abwesenheit durchgeführt wird. Die Entscheidung ergeht durch Beschluß. Der Beschluß ist nicht anfechtbar.

§ 32 Ordnungswidrigkeiten

(1) Ordnungswidrig handelt, wer vorsätzlich oder fahrlässig

1. entgegen § 4 Abs. 3 Satz 1 die Teilnahme am Betäubungsmittelverkehr nicht anzeigt,
2. in einem Antrag nach § 7, auch in Verbindung mit § 10a Abs. 3 oder § 13 Absatz 3 Satz 3, unrichtige Angaben macht oder unrichtige Unterlagen beifügt,
3. entgegen § 8 Abs. 3 Satz 1, auch in Verbindung mit § 10a Abs. 3, eine Änderung nicht richtig, nicht vollständig oder nicht unverzüglich mitteilt,
4. einer vollziehbaren Auflage nach § 9 Abs. 2, auch in Verbindung mit § 10a Abs. 3, zuwiderhandelt,
5. entgegen § 11 Abs. 1 Satz 1 Betäubungsmittel ohne Genehmigung ein- oder ausführt,
6. einer Rechtsverordnung nach § 11 Abs. 2 Satz 2 Nr. 2 bis 4, § 12 Abs. 4, § 13 Abs. 3 Satz 2 Nr. 2, 3 oder 4, § 20 Abs. 1 oder § 28 Abs. 2 zuwiderhandelt, soweit sie für einen bestimmten Tatbestand auf diese Bußgeldvorschrift verweist,
7. entgegen § 12 Abs. 1 Betäubungsmittel abgibt oder entgegen § 12 Abs. 2 die Abgabe oder den Erwerb nicht richtig, nicht vollständig oder nicht unverzüglich meldet oder den Empfang nicht bestätigt,

7a. entgegen § 13 Absatz 1a Satz 3 nicht, nicht richtig oder nicht rechtzeitig bei einer Apotheke anfragt,

7b. entgegen § 13 Absatz 1a Satz 4 oder 5 eine Aufzeichnung nicht, nicht richtig oder nicht vollständig führt oder eine Aufzeichnung nicht oder nicht mindestens drei Jahre aufbewahrt,

8. entgegen § 14 Abs. 1 bis 4 Betäubungsmittel nicht vorschriftsmäßig kennzeichnet,
9. einer vollziehbaren Anordnung nach § 15 Satz 2 zuwiderhandelt,
10. entgegen § 16 Abs. 1 Betäubungsmittel nicht vorschriftsmäßig vernichtet, eine Niederschrift nicht fertigt oder sie nicht aufbewahrt oder entgegen § 16 Abs. 2 Satz 1 Betäubungsmittel nicht zur Vernichtung einsendet, jeweils auch in Verbindung mit § 16 Abs. 3,
11. entgegen § 17 Abs. 1 oder 2 Aufzeichnungen nicht, nicht richtig oder nicht vollständig führt oder entgegen § 17 Abs. 3 Aufzeichnungen oder Rechnungsdurchschriften nicht aufbewahrt,
12. entgegen § 18 Abs. 1 bis 3 Meldungen nicht richtig, nicht vollständig oder nicht rechtzeitig erstattet,
13. entgegen § 24 Abs. 1 einer Duldungs- oder Mitwirkungspflicht nicht nachkommt,
14. entgegen § 24a den Anbau von Nutzhanf nicht, nicht richtig, nicht vollständig oder nicht rechtzeitig anzeigt oder
15. Betäubungsmittel in eine Postsendung einlegt, obwohl diese Versendung durch den Weltpostvertrag oder ein Abkommen des Weltpostvereins verboten ist; das Postgeheimnis gemäß Artikel 10 Abs. 1 des Grundgesetzes wird insoweit für die Verfolgung und Ahndung der Ordnungswidrigkeit eingeschränkt.

(2) Die Ordnungswidrigkeit kann mit einer Geldbuße bis zu fünfundzwanzigtausend Euro geahndet werden.

(3) Verwaltungsbehörde im Sinne des § 36 Abs. 1 Nr. 1 des Gesetzes über Ordnungswidrigkeiten ist das Bundesinstitut für Arzneimittel und Medizinprodukte, soweit das Gesetz von ihm ausgeführt wird, im Falle des § 32 Abs. 1 Nr. 14 die Bundesanstalt für Landwirtschaft und Ernährung.

§ 33 Einziehung

Gegenstände, auf die sich eine Straftat nach den §§ 29 bis 30a oder eine Ordnungswidrigkeit nach § 32 bezieht, können eingezogen werden. § 74a des Strafgesetzbuches und § 23 des Gesetzes über Ordnungswidrigkeiten sind anzuwenden.

§ 34 Führungsaufsicht

In den Fällen des § 29 Abs. 3, der §§ 29a, 30 und 30a kann das Gericht Führungsaufsicht anordnen (§ 68 Abs. 1 des Strafgesetzbuches).

Siebenter Abschnitt
Betäubungsmittelabhängige Straftäter

§ 35 Zurückstellung der Strafvollstreckung

(1) Ist jemand wegen einer Straftat zu einer Freiheitsstrafe von nicht mehr als zwei Jahren verurteilt worden und ergibt sich aus den Urteilsgründen oder steht sonst fest, daß er die Tat auf Grund einer Betäubungsmittelabhängigkeit begangen hat, so kann die Vollstreckungsbehörde mit Zustimmung des Gerichts des ersten Rechtszuges die Vollstreckung der Strafe, eines Strafrestes oder der Maßregel der Unterbringung in einer Entziehungsanstalt für längstens zwei Jahre zurückstellen, wenn der Verurteilte sich wegen seiner Abhängigkeit in einer seiner Rehabilitation dienenden Behandlung befindet oder zusagt, sich einer solchen zu unterziehen, und deren Beginn gewährleistet ist. Als Behandlung gilt auch der Aufenthalt in einer staatlich anerkannten Einrichtung, die dazu dient, die Abhängigkeit zu beheben oder einer erneuten Abhängigkeit entgegenzuwirken.

(2) Gegen die Verweigerung der Zustimmung durch das Gericht des ersten Rechtszuges steht der Vollstreckungsbehörde die Beschwerde nach dem Zweiten Abschnitt des Dritten Buches der Strafprozeßordnung zu. Der Verurteilte kann die Verweigerung dieser Zustimmung nur zusammen mit der Ablehnung der Zurückstellung durch die Vollstreckungsbehörde nach den §§ 23 bis 30 des Einführungsgesetzes zum Gerichtsverfassungsgesetz anfechten. Das Oberlandesgericht entscheidet in diesem Falle auch über die Verweigerung der Zustimmung; es kann die Zustimmung selbst erteilen.

(3) Absatz 1 gilt entsprechend, wenn
1. auf eine Gesamtfreiheitsstrafe von nicht mehr als zwei Jahren erkannt worden ist oder
2. auf eine Freiheitsstrafe oder Gesamtfreiheitsstrafe von mehr als zwei Jahren erkannt worden ist und ein zu vollstreckender Rest der Freiheitsstrafe oder der Gesamtfreiheitsstrafe zwei Jahre nicht übersteigt

und im übrigen die Voraussetzungen des Absatzes 1 für den ihrer Bedeutung nach überwiegenden Teil der abgeurteilten Straftaten erfüllt sind.

(4) Der Verurteilte ist verpflichtet, zu Zeitpunkten, die die Vollstreckungsbehörde festsetzt, den Nachweis über die Aufnahme und über die Fortführung der Behandlung zu erbringen; die behandelnden Personen oder Einrichtungen teilen der Vollstreckungsbehörde einen Abbruch der Behandlung mit.

(5) Die Vollstreckungsbehörde widerruft die Zurückstellung der Vollstreckung, wenn die Behandlung nicht begonnen oder nicht fortgeführt wird und nicht zu erwarten ist, daß der Verurteilte eine Behandlung derselben Art alsbald beginnt oder wieder aufnimmt, oder wenn der Verurteilte den nach Absatz 4 geforderten Nachweis nicht erbringt. Von dem Widerruf kann abgesehen werden, wenn der Verurteilte nachträglich nachweist, daß er sich in Behandlung befindet. Ein Widerruf nach Satz 1 steht einer erneuten Zurückstellung der Vollstreckung nicht entgegen.

(6) Die Zurückstellung der Vollstreckung wird auch widerrufen, wenn
1. bei nachträglicher Bildung einer Gesamtstrafe nicht auch deren Vollstreckung nach Absatz 1 in Verbindung mit Absatz 3 zurückgestellt wird oder
2. eine weitere gegen den Verurteilten erkannte Freiheitsstrafe oder freiheitsentziehende Maßregel der Besserung und Sicherung zu vollstrecken ist.

(7) Hat die Vollstreckungsbehörde die Zurückstellung widerrufen, so ist sie befugt, zur Vollstreckung der Freiheitsstrafe oder der Unterbringung in einer Entziehungsanstalt einen Haftbefehl zu erlassen. Gegen den Widerruf kann die Entscheidung des Gerichts des ersten Rechtszuges herbeigeführt werden. Der Fortgang der Vollstreckung wird durch die Anrufung des Gerichts nicht gehemmt. § 462 der Strafprozeßordnung gilt entsprechend.

§ 36 Anrechnung und Strafaussetzung zur Bewährung

(1) Ist die Vollstreckung zurückgestellt worden und hat sich der Verurteilte in einer staatlich anerkannten Einrichtung behandeln lassen, so wird die vom Verurteilten nachgewiesene Zeit seines Aufenthaltes in dieser Einrichtung auf die Strafe angerechnet, bis infolge der Anrechnung zwei Drittel der Strafe erledigt sind. Die Entscheidung über die Anrechnungsfähigkeit trifft das Gericht zugleich mit der Zustimmung nach § 35 Abs. 1. Sind durch die Anrechnung zwei Drittel der Strafe erledigt oder ist eine Behandlung in der Einrichtung zu einem früheren Zeitpunkt nicht mehr erforderlich, so setzt das Gericht die Vollstreckung des Restes der Strafe zur Bewährung aus, sobald dies unter Berücksichtigung des Sicherheitsinteresses der Allgemeinheit verantwortet werden kann.

(2) Ist die Vollstreckung zurückgestellt worden und hat sich der Verurteilte einer anderen als der in Absatz 1 bezeichneten Behandlung seiner Abhängigkeit unterzogen, so setzt das Gericht die Vollstreckung der Freiheitsstrafe oder des Strafrestes zur Bewährung aus, sobald dies unter Berücksichtigung des Sicherheitsinteresses der Allgemeinheit verantwortet werden kann.

(3) Hat sich der Verurteilte nach der Tat einer Behandlung seiner Abhängigkeit unterzogen, so kann das Gericht, wenn die Voraussetzungen des Absatzes 1 Satz 1 nicht vorliegen, anordnen, daß die Zeit der Behandlung ganz oder zum Teil auf die Strafe angerechnet wird, wenn dies unter Berücksichtigung der Anforderungen, welche die Behandlung an den Verurteilten gestellt hat, angezeigt ist.

(4) Die §§ 56a bis 56g und 57 Abs. 5 Satz 2 des Strafgesetzbuches gelten entsprechend.

(5) Die Entscheidungen nach den Absätzen 1 bis 3 trifft das Gericht des ersten Rechtszuges ohne mündliche Verhandlung durch Beschluß. Die Vollstreckungsbehörde, der Verurteilte und die behandelnden Personen oder Einrichtungen sind zu hören. Gegen die Entscheidungen ist sofortige Beschwerde möglich. Für die Entscheidungen nach Absatz 1 Satz 3 und nach Absatz 2 gilt § 454 Abs. 4 der Strafprozeßordnung entsprechend; die Belehrung über die Aussetzung des Strafrestes erteilt das Gericht.

§ 37 Absehen von der Erhebung der öffentlichen Klage

(1) Steht ein Beschuldigter in Verdacht, eine Straftat auf Grund einer Betäubungsmittelabhängigkeit begangen zu haben, und ist keine höhere Strafe als eine Freiheitsstrafe bis zu zwei Jahren zu erwarten, so kann die Staatsanwaltschaft mit Zustimmung des für die Eröffnung des Hauptverfahrens zuständigen Gerichts vorläufig von der Erhebung der öffentlichen Klage absehen, wenn der Beschuldigte nachweist, daß er sich wegen seiner Abhängigkeit der in § 35 Abs. 1 bezeichneten Behandlung unterzieht, und seine Resozialisierung zu erwarten ist. Die Staatsanwaltschaft setzt Zeitpunkte fest, zu denen der Beschuldigte die Fortdauer der Behandlung nachzuweisen hat. Das Verfahren wird fortgesetzt, wenn

1. die Behandlung nicht bis zu ihrem vorgesehenen Abschluß fortgeführt wird,
2. der Beschuldigte den nach Satz 2 geforderten Nachweis nicht führt,
3. der Beschuldigte eine Straftat begeht und dadurch zeigt, daß die Erwartung, die dem Absehen von der Erhebung der öffentlichen Klage zugrunde lag, sich nicht erfüllt hat, oder
4. auf Grund neuer Tatsachen oder Beweismittel eine Freiheitsstrafe von mehr als zwei Jahren zu erwarten ist.

In den Fällen des Satzes 3 Nr. 1, 2 kann von der Fortsetzung des Verfahrens abgesehen werden, wenn der Beschuldigte nachträglich nachweist, daß er sich weiter in Behandlung befindet. Die Tat kann nicht mehr verfolgt werden, wenn das Verfahren nicht innerhalb von zwei Jahren fortgesetzt wird.

(2) Ist die Klage bereits erhoben, so kann das Gericht mit Zustimmung der Staatsanwaltschaft das Verfahren bis zum Ende der Hauptverhandlung, in der die tatsächlichen Feststellungen letztmals geprüft werden können, vorläufig einstellen. Die Entscheidung ergeht durch unanfechtbaren Beschluß. Absatz 1 Satz 2 bis 5 gilt entsprechend. Unanfechtbar ist auch eine Feststellung, daß das Verfahren nicht fortgesetzt wird (Abs. 1 Satz 5).

(3) Die in § 172 Abs. 2 Satz 3, § 396 Abs. 3 und § 467 Abs. 5 der Strafprozeßordnung zu § 153a der Strafprozeßordnung getroffenen Regelungen gelten entsprechend.

§ 38 Jugendliche und Heranwachsende

(1) Bei Verurteilung zu Jugendstrafe gelten die §§ 35 und 36 sinngemäß. Neben der Zusage des Jugendlichen nach § 35 Abs. 1 Satz 1 bedarf es auch der Einwilligung des Erziehungsberechtigten und des gesetzlichen Vertreters. Im Falle des § 35 Abs. 7 Satz 2 findet § 83 Abs. 2 Nr. 1, Abs. 3 Satz 2 des Jugendgerichtsgesetzes sinngemäß Anwendung. Abweichend von § 36 Abs. 4 gelten die §§ 22 bis 26a des Jugendgerichtsgesetzes entsprechend. Für die Entscheidungen nach § 36 Abs. 1 Satz 3 und Abs. 2 sind neben § 454 Abs. 4 der Strafprozeßordnung die §§ 58, 59 Abs. 2 bis 4 und § 60 des Jugendgerichtsgesetzes ergänzend anzuwenden.

(2) § 37 gilt sinngemäß auch für Jugendliche und Heranwachsende.

Achter Abschnitt
Übergangs- und Schlußvorschriften

§ 39 Übergangsregelung

Einrichtungen, in deren Räumlichkeiten der Verbrauch von mitgeführten, ärztlich nicht verschriebenen Betäubungsmitteln vor dem 1. Januar 1999 geduldet wurde, dürfen ohne eine Erlaubnis der zuständigen obersten Landesbehörde nur weiterbetrieben werden, wenn spätestens 24 Monate nach dem Inkrafttreten des Dritten BtMG-Änderungsgesetzes vom 28. März 2000 (BGBl. I S. 302) eine Rechtsverordnung nach § 10a Abs. 2 erlassen und ein Antrag auf Erlaubnis nach § 10a Abs. 1 gestellt wird. Bis zur unanfechtbaren Entscheidung über einen Antrag können diese Einrichtungen nur weiterbetrieben werden, soweit die Anforderungen nach § 10a Abs. 2 oder einer nach dieser Vorschrift erlassenen Rechtsverordnung erfüllt werden. § 29 Abs. 1 Satz 1 Nr. 10 und 11 gilt auch für Einrichtungen nach Satz 1.

§ 39a Übergangsregelung aus Anlass des Gesetzes zur Änderung arzneimittelrechtlicher und anderer Vorschriften

Für eine Person, die die Sachkenntnis nach § 5 Absatz 1 Nummer 2 nicht hat, aber am 22. Juli 2009 die Voraussetzungen nach § 141 Absatz 3 des Arzneimittelgesetzes erfüllt, gilt der Nachweis der erforderlichen Sachkenntnis nach § 6 Absatz 1 Nummer 1 als erbracht.

Impressum:

Vertrieb und Verkauf durch Amazon Inc. Oder einer Tochtergesellschaft

Rechteinhaber:
Firma Reinhardt Bleikolm
Hammberbachgasse 18
2620 Neunkirchen
Österreich

TB:2019:M:M:F:B:

45756956R00060

Printed in Poland
by Amazon Fulfillment
Poland Sp. z o.o., Wrocław